医学英语教育研究

Research on medical English education

王长友　著

U0390323

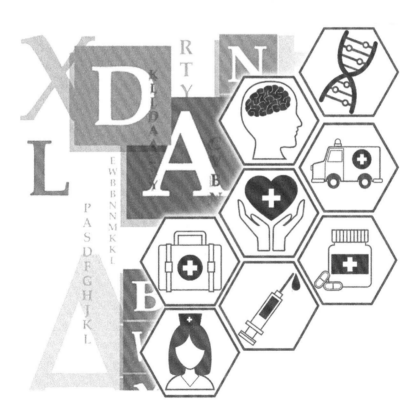

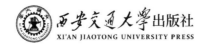

西安交通大学出版社
XI'AN JIAOTONG UNIVERSITY PRESS

图书在版编目(CIP)数据

医学英语教育研究/王长友著. —西安：西安交通大
学出版社，2023.11
ISBN 978-7-5693-3503-3

Ⅰ. ①医… Ⅱ. ①王… Ⅲ. ①医学—英语—教育
研究 Ⅳ. ①R

中国国家版本馆 CIP 数据核字(2023)第 203199 号

Yixue Yingyu Jiaoyu Yanjiu

书　　名	医学英语教育研究
著　　者	王长友
责任编辑	郭泉泉
责任校对	张沛烨
封面设计	任加盟
出版发行	西安交通大学出版社
	(西安市兴庆南路 1 号　邮政编码 710048)
网　　址	http：//www.xjtupress.com
电　　话	(029)82668357　82667874(市场营销中心)
	(029)82668315(总编办)
传　　真	(029)82668280
印　　刷	西安五星印刷有限公司
开　　本	710mm×1000mm　1/16　印张　14.75　字数　265 千字
版次印次	2023 年 11 月第 1 版　2024 年 4 月第 1 次印刷
书　　号	ISBN 978-7-5693-3503-3
定　　价	98.00 元

如发现印装质量问题，请与本社市场营销中心联系。
订购热线：(029)82665248　(029)82667874
投稿热线：(029)82668502
读者信箱：xjtumpress@163.com

作者简介

　　王长友（1972 年—　　），山东诸城人，文学硕士，现为延边大学外国语学院大学外语部副教授，医学英语教学负责人。自 1994 年工作以来，长期从事大学英语的通用英语教学，近几年主要从事医学英语的教学，在国内外期刊发表有关医学英语的论文 10 余篇，主编《公共医学英语教程》1 部，主持省级及以上课题 3 项、地区和校级课题 4 项，2023 年荣获"朴杰教育发展基金－优秀教师奖"。

前　言

中华人民共和国成立后，西方国家对我国进行政治孤立和经济封锁，经济百废待兴，此时苏联对我国伸出援助之手，因而建国初期俄语是外语教学的主流语言。在当时的时代背景下，由于英语在国际交流中占重要地位，加之俄语人才培养过剩，此时的外语教学逐步从以俄语为主，向以俄语与英语并重，最后向以英语教学为主转变，该时期的英语教学除了重视英语基础教育外，还强调包括医学英语在内的科技英语的教学，以追赶国外先进技术。改革开放以来，外语教学重新复苏，从1987年开始实施大学英语四、六级考试到20世纪末，为满足四、六级考试的要求，当时的大学英语教学主要围绕着对学生听、说、读、写、译五种技能的培养，而医学英语教学在大部分医学院校并没有引起足够的重视，处于边缘化地位。21世纪初，随着专门用途英语（ESP）教学在国内的兴起，医学英语教学在医学院校逐步发展起来。如今，医学英语教学已成为医学院校的热门课程。总之，中华人民共和国成立后，国内医学英语的教学可概括为三个时期，即探索调整时期（1949—1976）、恢复发展时期（1977—2001）和持续发展时期（2002—2022）。

有关医学英语教育的研究，从国内馆藏最大的图书馆——国家图书馆的资料中可以发现，医学英语的教育研究自中华人民共和国成立后，整体上来说呈现出逐渐上升的趋势，在已出版的医学英语图书中，教材居多而学术著作较少，除了黄宝燕编著的《公共医学英语教学概论》（海南出版社，2011）外，其他有关医学英语的学术著作屈指可数，甚至不及医学英语词汇（术语）图书的数量。由此可见，有关医学英语教育的学术著作目前还比较稀缺，针对这种情况，笔者精心策划并撰写了《医学英语教育研究》一书。

本书共分十三章：第一章从我国医疗水平现状和医学英语教学意义两个方面，简述了医学英语教育在助力医疗发展中的作用；第二章从模块化教学理论、需求分析理论和ESP分类理论三个方面介绍了医学英语教育的理论支撑依据；第三章从国家、教学指导委员会和学会三个层面介绍了医学英语教育的政策支撑依据；第四、五章分别从ESP发展史及中国高校英语教育发展史两个方面阐述了医学英语教育的发展历程；第六章从医学英语教学需求调查、教学概述和教学困境三个方面介绍了医学英语教育的现状；第七章到第十章分别从政策支撑、教师发展、教材建设和课程建设四个方面介绍了医学英语教育的有效举措；第十一章从个案分析和全国医学英语教研统计两个方面阐述了医学英语教育的成果；第十二章从国内外与医学相关的英语测试简介、对比和启示等四个方面介绍了医学英语教育的测试；第十三章简述了医学英语教育的发展趋势。通过本书的梳理，力求弥补国内医学英语教育研究在学术著作出版方面的不足，同时为今后医学英语教学的发展和改革提供一些有价值的思考。

本书是笔者近十年医学英语教学的总结，在写作过程中参考了众多国内教育政策、教学文件及专家、学者的研究成果，在此表示衷心的感谢！此书可供从事医学英语教育的广大教师和医学英语爱好者学习参考使用。尽管本着严谨的治学态度和高度的工作热情来编写，但由于理论水平和专业素养有限，书中难免有疏漏之处，不当之处敬请广大读者批评指正。

本书是吉林省教育科学"十四五"规划 2021 年度重点课题"综合性大学医学英语本科教学有效实施研究"（ZD21021）的研究成果之一。

王长友
2023 年 8 月于延边大学

目　录

第一章　医学英语教育
助力医疗发展

第一节　我国医疗水平的现状

据 Lancet（《柳叶刀》）2018 年发布的报告 *Measuring performance on the Healthcare Access and Quality Index for 195 countries and territories and selected subnational locations：a systematic analysis from the Global Burden of Disease Study 2016*（《全球 195 个国家和地区医疗保健可及性和质量指数表现：2016 年全球疾病负担系统分析》）（GBD 2016 Healthcare Access and Quality Collaborators，2018），我们可清晰了解近年来我国医疗水平所取得的成就。

首先，在对常见疾病的治疗水平方面，我国处于中等偏上水平。在其统计的 31 种常见疾病中，我国除了对某些疾病（如皮肤癌、中风和先天性心脏病）的治疗水平相对落后外，对其他疾病的治疗处于全球 195 个国家和地区的中等偏上水平（表 1 - 1）。在抗击新型冠状病毒感染的过程中，我国的医疗事业（尤其是中医）发挥了重要的作用，最大程度地保护了人民群众的生命安全。

表 1 - 1　我国对常见疾病的治疗得分

常见疾病	治疗得分
肺结核	70
腹泻	79
下呼吸道感染	81
上呼吸道感染	100
白喉	100

常见疾病	治疗得分
百日咳	98
破伤风	100
麻疹	100
妇产科疾病	96
新生儿疾病	53
皮肤癌	21
乳腺癌	80
子宫颈癌	62
子宫癌	66
结肠癌	79
睾丸癌	63
霍奇金淋巴瘤	43
白血病	63
风湿性心脏病	54
缺血性心脏病	73
中风	31
高血压性心脏病	47
慢性呼吸道疾病	95
消化性溃疡	73
阑尾炎	100
疝气	100
胆囊炎	81
癫痫	80
糖尿病	85
慢性肾病	58
先天性心脏病	36

其次，横向看，我国医疗水平的全球排名处于中等偏上位置。在全球 195 个国家和地区的人口和（或）面积较大的国家中，其医疗可及性和医疗质量（Healthcare Access and Quality，HAQ）指数排名如下：加拿大排名第 14，美国排名第 29，俄罗斯排名第 58，巴西排名第 96，印度排名第 145，而我国排名第 48（表 1-2），这说明我国的医疗水平在世界大国的排名中也同样处于中等偏上位置。

表 1-2　世界大国 HAQ 指数排名

项目		加拿大	美国	中国	俄罗斯	巴西	印度
医疗可及性和医疗质量指数	得分	94	89	78	75	64	41
	排名	14	29	48	58	96	145

最后，纵向看，我国的医疗水平取得了显著提升。根据本次《柳叶刀》的统计，我国在 HAQ 指数中的得分情况如下：1990 年为 42.6 分（全球排名第 110 位），2000 年为 53.3 分，2016 年为 77.9 分（全球排名第 48 位）。从 1990—2016 年的 27 年间，中国 HAQ 指数提升了 35.3 分，其中 2000—2016 年提升速度较快，升高了 24.6 分，在全球 195 个国家和地区中增幅第一，这意味着中华人民共和国成立后我国的医疗技术能力和医疗质量水平逐步提升，尤其在 21 世纪以来提升较为显著（表 1-3）。

与此同时，我们也要清醒地意识到，目前我国医疗水平仍存在以下不足。

首先，虽然我国的医疗水平有了长足的进步，但这一成绩是经过 26 年（1990—2016）的追赶，才不断缩小了与医疗发达国家的距离。

其次，目前我国的医疗技术只是达到了日本、英国等发达国家 1990 年的水平，2018 年的排名即使是在亚洲，仍然落后于日本（全球第 12 位）、新加坡（全球第 22 位）、韩国（全球第 25 位）、中国台湾（全球第 34 位）、卡塔尔（全球第 41 位）和科威特（全球第 44 位）等国家和地区（表 1-4）。如果与英国、美国和澳大利亚等医疗发达的国家相比，我国的差距则较为明显。

表 1-3　我国 HAQ 指数的历次得分

区域	医疗可及性和医疗质量指数(95% UI)			绝对变化(95% UI)			年化变化率(95% UI)		
	1990	2000	2016	1990—2016	1990—2000	2000—2016	1990—2016	1990—2000	2000—2016
全球	37.6(36.8~38.8)	42.4(41.6~43.2)	54.4(53.5~55.4)	16.8(15.2~18.0)	4.7(4.0~5.4)	12.0(10.9~13.1)	1.4(1.3~1.5)	1.2(1~1.4)	1.6(1.4~1.7)
东南亚、东亚和大洋洲	37.1(35.9~38.6)	44.9(43.9~46.2)	62.9(61.8~64.2)	25.9(24.1~27.3)	7.8(6.9~8.8)	18.0(16.6~19.4)	2.0(1.9~2.2)	1.9(1.7~2.2)	2.1(1.9~2.3)
东亚	42.8(41.4~44.6)	53.3(52.1~54.9)	77.0(75.5~78.1)	34.2(31.7~35.9)	10.5(8.8~12.2)	23.7(21.7~25.3)	2.3(2.1~2.4)	2.2(1.8~2.6)	2.30(2.1~2.5)
中国	42.6(41.2~44.5)	53.3(52.0~55.1)	78.0(76.5~78.9)	35.3(32.8~37.0)	10.8(8.8~12.6)	24.6(22.4~26.2)	2.3(2.1~2.5)	2.3(1.8~2.6)	2.4(2.2~2.5)
朝鲜	49.6(46.2~52.9)	47.6(44.1~51.2)	53.4(49.6~56.9)	3.8(-1.3~8.2)	-1.9(-6.2~2.0)	5.7(1.2~10.2)	0.3(-0.1~0.6)	-0.4(-1.3~0.4)	0.7(0.2~1.3)
中国台湾	60.6(58.6~62.7)	71.8(69.9~73.7)	85.4(82.5~88.2)	24.8(21.4~28.1)	11.2(8.6~13.6)	13.6(10.2~16.7)	1.32(1.14~1.49)	1.7(1.3~2.1)	1.1(0.8~1.3)

表 1-4　2018 年 HAQ 指数超越我国的亚洲国家和地区

项目		日本	新加坡	韩国	中国台湾	卡塔尔	科威特	中国
HAQ 指数	得分	94	91	90	85	82	81	78
	排名	12	22	25	34	41	44	48

最后，我国 95% 的大型医疗设备需要依赖进口（何祚庥，2021），可见我国在大型医疗设备的研发方面仍存在不足。

总之，目前我国的医疗水平和自主研发大型医疗设备的能力，与我国作为世界大国的地位还不相匹配，与医疗发达的国家和地区相比还有一定的差距，还需要潜心发展，争取早日实现《"健康中国 2030"规划纲要》提出的"到 2050 年，建成与社会主义现代化国家相适应的健康国家"的目标，进而推进"健康中国建设和提高人民健康水平"。

第二节　医学英语教学的意义

人才是立国之本，教育是强国之路。为追赶世界先进国家医疗水平，我们要加快卓越医学人才的培养，通过尽快学习和掌握西方的先进技术来弥补我国的医疗短板，从而从跟跑世界先进医疗技术向并跑、领跑转变，助力我国早日建成医疗强国，早日实现健康中国的目标。

以语言教学为主、兼顾专业知识的医学英语，是专门用途英语（English for Special Purposes，ESP）的一个分支，是与国际化接轨的"直通车"，有利于医学生掌握医学领域的最新动态，为全球间的国际交流和合作提供准确的语言交流平台。因此可以说医学英语是获取先进医疗技术的有效途径和培养国际化医学人才的助力工具。"医学英语是全世界西医学生，不管其母语是何语种，都要学习的一门常青藤课程"（白永权，2021）。随着 2018 年《关于加强医教协同实施卓越医生教育培养计划 2.0 的意见》对复合型高层次医学人才的提出（通过"医学 + X"等多学科结合培养）和 2020 年《关于加快医学教育创新发展的指导意见》目标的确立（"到 2025 年，医科与多学科深度交叉融合、高水平的医学人才培养体系基本建立；到 2030 年，医学科研创新能力显著提高，服务卫生健康事业的能力显著增强"），在新医科背景下，医学英语教学在一段时间内，将为国际化医学人才的培养和我国健康水平的提高发挥不可替代的作用。

第二章　医学英语教育的理论支撑

第一节　模块化教学理论

"模块"(Module)一词最初是指航天飞行器上，能够组合成一个更大物体的几个组件之一。模块化教学来源于美国 Von Bertalanffy 在 20 世纪前叶提出的"系统论"观点，是以系统的整体观念为基础的。

模块化教学自 20 世纪 90 年代起，迅速在各学科教育领域中兴起。模块化教学是指将某学科的知识分解成若干知识点，再将知识点按内在逻辑关系组合成相对独立的单元，根据不同需要将相关单元组合成教学模块(马媛，2017)。模块化教学理论是以素质教育为目标，将围绕某一特定知识范畴或领域的既相对独立、又具有逻辑联系的课程模块(或课程群)组建成课程群(何凤昇，2009)，通过系统的教学手段进行针对性教学，达到培养学生综合素质的目的(华林、郑荃、赵局建，2014)。在模块化教学中，教师可根据教学目标和学生的接受能力，适当地调整教学内容模块；同时，教师可结合自身的科研兴趣，承担相关课程模块的教学，有利于形成特色鲜明的教学和科研团队。

模块化教学在大学英语教学方面的应用极为广泛，进一步明确和细化了大学英语的教学任务和教学目标，从而有利于提高学生的综合语言运用能力。

第二节　需求分析理论

需求分析理论起源于二十世纪六七十年代，起初应用于 ESP 教学领域，随着外语教学的发展，该理论逐渐拓展到通用英语的教学领域并开始关注学习者的语言学习需求。

需求的定义有广义和狭义之分。广义的需求包括学习者的个人需求、课程组织者的需求、用人单位的需求和社会的需求；狭义的需求仅包括学习者的个人需求（严明，2008）。关于需求分析的定义，学界至今没有形成统一的说法。例如，Hutchinson 和 Waters（1987）认为，需求分析要考虑目标情景需求和学习需求；陈冰冰（2010）认为，需求分析是指通过一系列的方式（如内省、观察、访谈和问卷调查等）来研究需求的方法或技术。尽管需求分析的定义不同，但都体现出以学习者为中心的教学理念。需求分析的过程包括制订计划（需求分析的时间、对象、方法等）、收集数据（目标情景的数据、学生个体的数据等）、分析数据（对数据进行分析并归纳整理为结论）和撰写分析报告（以数据分析为基础，根据分析结果对未来提出合理化建议）（单岩、崔瑶，2015）。

对需求分析理论的研究，有利于了解学生和用人单位的需求，是制定教学大纲的依据，有利于教师改进教学方法和提高学生的积极性，从而开展有针对性的教学和有效提高教学质量。在外语教学领域，需求分析是语言课程设计和实施过程中不可或缺的启动步骤，正如束定芳（2004）所言：需求分析可"为制定外语教育政策和设置外语课程提供依据，为外语课程的内容、设计和实施提供依据，为外语教学目的和教学方法的确定提供依据，为现有外语课程的检查和评估提供参考"。

第三节　ESP 分类理论

ESP 教学理论起源于 20 世纪 60 年代，其发展目前已经比较成熟。ESP 是指与某种特定职业、学科、目的相关的英语。ESP 教学是为完成某项工作而实施的一种针对性强、目标明确、实用价值高的有效教学方式，是以英语为工具获取专业所需的信息，从而促进科学研究和科技交流的教学方法。

ESP 的分类在国内外有多种形式。在国外，Hutchinson 和 Waters（1987）的三分法以及 Jordan（1997）的二分法引用和认可度较高。Hutchinson 和 Waters（1987）根据学习者的专业特征，把 ESP 分为科技英语（English for Science and Technology，EST）、经贸英语（English for Business and Economics，EBE）和社会科学英语（English for Social Science，ESS）三类，每类中又细分为学术英语（English for Academic Purposes，EAP）和职场英语（English for Occupational Purposes，EOP）两种（图 2 - 1）。

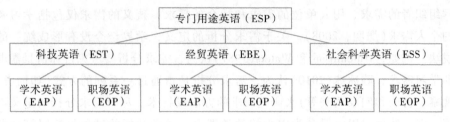

图 2 - 1　Hutchinson 和 Waters(1987)的 ESP 分类

Jordan(1997)把 ESP 分为 EOP 和 EAP 两类，其中 EAP 又被细分为专门学术英语（English for Specific Academic Purposes，ESAP）和通用学术英语（English for General Academic Purposes，EGAP）两种(图 2 - 2)。

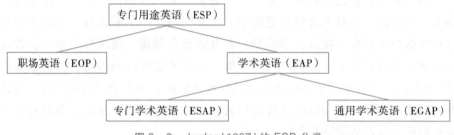

图 2 - 2　Jordan(1997)的 ESP 分类

在国内，文秋芳、王立非、程世禄和张国扬等学者对 ESP 的分类基本上是借鉴国外的做法。文秋芳（2013）将 ESP 分为 EAP、EOP 和学科英语（English for Disciplinary Purposes，EDP）三类。EAP 的教学工作主要由大学英语教师承担；EOP 一般适合在高职高专院校教授；EDP 教学更适合由专业课教师负责，或者由专业课教师和大学英语教师协作承担(图 2 - 3)。

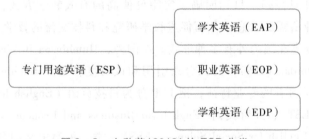

图 2 - 3　文秋芳(2013)的 ESP 分类

王立非（2016）把 ESP 分为 EAP、专业英语（English for Professional Purposes，EPP)和 EOP 三类(图 2 - 4)。

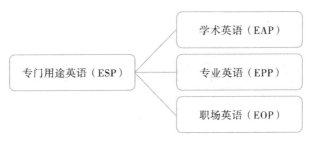

图2-4　王立非(2016)的ESP分类

程世禄和张国扬(1996)将ESP分为EOP、EAP/教育英语(English for Educational Purposes，EEP)和EST(图2-5)。

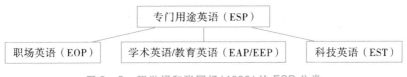

图2-5　程世禄和张国扬(1996)的ESP分类

尽管国内外对ESP的分类众多，但总的来说其分类中基本上包含EOP和EAP，这为医学英语多元化的课程设置提供了参考。

上述需求分析理论、模块化教学理论和ESP分类理论，为医学英语的课程开设、模块化课程设置(如医学人文、术语、阅读、写作等)和课程类别(医学EAP、医学EOP)等提供了理论依据，便于医学英语教学的有效开展。

第三章 医学英语教育的政策支撑

国家层面、不同类别的英语教学指导委员会层面和医学英语学会层面（即全国医学外语学组/全国医学英语课程群虚拟教研室）分别从宏观、中观和微观为医学英语教学实践提供了相关政策支持。

第一节 国家层面

国家层面为医学英语教学提供的宏观政策如下。

一、间接与医学英语教育相关的政策

1.《国家中长期教育改革和发展规划纲要（2010—2020 年）》

2010 年发布的《国家中长期教育改革和发展规划纲要（2010—2020 年）》提出，要"加快从教育大国向教育强国、从人力资源大国向人力资源强国迈进"的步伐，通过多学科交叉和融合，重点扩大应用型、复合型、技能型人才培养规模，继而加快创建世界一流大学和高水平大学的步伐，"培养大批具有国际视野、通晓国际规则、能够参与国际事务和国际竞争的国际化人才。"该文件从总体上对我国高等教育的目标和人才培养指明了发展方向，即高等教育要迈向教育强国和培养国际化人才等。

2.《关于加快建设高水平本科教育全面提高人才培养能力的意见》

2018 年发布的《关于加快建设高水平本科教育全面提高人才培养能力的意见》指出，本科教育应遵循"回归常识、回归本分、回归初心、回归梦想"，坚持"以本为本""培养大批有理想、有本领、有担当的高素质专门人才""到2035 年，形成中国特色、世界一流的高水平本科教育，为建设高等教育强国、加快实现教育现代化提供有力支撑"。该文件强调本科教育的基础性作用和本科教育的目标，为我国的本科教育指明了方向，即坚持"以本为本"和"四个回归"，形成世界一流的高水平本科教育，培养高素质专门人才等。

3.《关于加快新时代研究生教育改革发展的意见》

2020 年发布的《关于加快新时代研究生教育改革发展的意见》指出，研究

生教育要"面向世界科技竞争最前沿,面向经济社会发展主战场,面向人民群众新需求,面向国家治理大战略",要"为坚持和发展中国特色社会主义、实现中华民族伟大复兴的中国梦提供坚强有力的人才和智力支持""到 2035 年,初步建成具有中国特色的研究生教育强国"的总体目标。该文件指出了研究生教育的使命,为我国的研究生教育明确了方向,即为解决国内外重大问题而提供人才和智力支持,服务于中华民族的伟大复兴,初步从研究生教育大国建成研究生教育强国等。

二、直接与医学英语教育相关的政策

1.《"健康中国 2030"规划纲要》

2016 年发布的《"健康中国 2030"规划纲要》提出,"到 2030 年,促进全民健康的制度体系更加完善,健康领域发展更加协调,健康生活方式得到普及,健康服务质量和健康保障水平不断提高,健康产业繁荣发展,基本实现健康公平,主要健康指标进入高收入国家行列。到 2050 年,建成与社会主义现代化国家相适应的健康国家"。同时,通过实施中国全球卫生战略和国际合作,提升健康领域的国际影响力和制度性话语权。该文件提出了建设"健康中国"和提升我国健康领域国际影响力的目标。这两个目标的实现离不开医疗水平的提高,而医疗水平的提高离不开对医学人才的培养。

2.《关于加强医教协同实施卓越医生教育培养计划 2.0 的意见》

2018 年发布的《关于加强医教协同实施卓越医生教育培养计划 2.0 的意见》提出,"拓展医学生国际视野,培养少而精、高层次、高水平、国际化的医学未来领军人才……主动应对国际医学竞争,瞄准医学科技发展前沿,对接精准医学、转化医学、智能医学新理念,大力促进医学与理科、工科等多学科交叉融通,开展'医学 + X'复合型高层次医学人才培养改革试点,培养具有多学科背景的复合型高层次医学人才",从而加快医学教育由"以疾病治疗为中心"向"以促进健康为中心"的转变。该文件指出培养卓越医学人才的目标和方式,从而为推进"健康中国"目标的实现贡献力量。卓越医学人才的培养需要医学英语教育的助力。

3.《关于加快医学教育创新发展的指导意见》

2020 年 9 月发布的《关于加快医学教育创新发展的指导意见》指出,要促进医工、医理、医文学科的交叉融合,推进"医学 + X"多学科背景的复合型创新拔尖人才培养;同时提出:"到 2025 年,医学教育学科专业结构更加优化,管理体制机制更加科学高效;医科与多学科深度交叉融合、高水平的医学人才培养体系基本建立,培养质量进一步提升;医学人才使用激励机制更加健全。到 2030 年，建成具有中国特色、更高水平的医学人才培养体系，医学科研创新能力显著提高，服务卫生健康事业的能力显著增强"的工作目标。该文件指出了复合型医学人才的培养途径和医学教育的目标。鉴于我国的医疗水平与世界先进水平还存在一定的差距以及医学教育的快速发展，我们应借鉴国外先进的医疗技术来弥补国内教育的短板，在跟跑甚至超越西方医疗技术的过程中，离不开医学英语的助力。

以上文件从国家总体布局，聚焦到高等教育（本科和研究生）对人才培养的普遍要求，再聚焦到对"健康中国"的规划和卓越医学人才的培养，整个过程由远及近、由宽到窄，对医学教育和人才培养的要求逐步清晰。我国医疗行业的快速发展，离不开对卓越医学人才的培养；而卓越医学人才的培养，离不开医学英语教育的助力。由此可见，医学英语教育对医学人才的培养和医疗水平的提高起着举足轻重的作用。

第二节　教学指导委员会层面

教学指导委员会层面包括大学英语、英语专业和高职高专的教学指导委员会历次制定的教学大纲/要求/指南，这些教学大纲/要求/指南为医学英语教学实践提供了中观政策支撑。

一、历次公共/大学英语教学大纲/要求/指南的描述

1. 大学英语名称的演变

1949—1984 年，高校非英语专业开设的英语课程被称为"公共英语"，而 1985 年之后渐渐被统称为"大学英语"。

2. 教学大纲/要求/指南的演变

（1）1962 年的《英语教学大纲（试行草案）》（高等工业学校本科五年制各类专业适用）规定，其教学目的是"为学生今后阅读本专业英语书刊打下较扎实的语言基础"（陈萍，2015），该大纲的主要特点是以科技英语为主的公共英语教学，以追赶西方的先进技术来恢复和发展国内经济。

（2）1980 年的《英语教学大纲（草案）》中的基础英语教学阶段的教学目的是"为学生阅读英语科技书刊打下较扎实的语言基础"，专业阅读教学阶段的教学目的是"使学生具备比较顺利地阅读有关专业的英语书刊的能力"。该大纲为完成基础阶段的学生设置了一些翻译、科技英语写作和高级阅读等英语选修课（陈萍，2015）。

（3）1985年的《大学英语教学大纲》（高等学校理工科本科用）规定，大学英语教学的目的是"培养学生具有较强的阅读能力、一定的听和译的能力以及初步的写和说的能力，使学生能以英语为工具，获取专业所需要的信息，并为进一步提高英语水平打下较好的基础"，其中在"专业阅读阶段"的要求是"掌握1000~1200个单词以及一定量的习语（不包括中学和基础阶段的词汇量）。能顺利阅读并正确理解有关专业的书籍和文章。阅读速度达到每分钟70个单词，阅读理解的准确率以70%为合格。能借助词典将有关专业的文章译成汉语，理解正确，译文达意，笔译速度达到每小时350个单词"。该大纲对科技英语的要求较为细致。

（4）1986年的《大学英语教学大纲》（高等学校文理科本科用）的教学目的与1985年的相同，但其"专业阅读阶段"的要求是"能顺利阅读并正确理解有关专业的书籍和文章。阅读速度达到每分钟70词，阅读理解的准确率不低于70%，阅读总量不少于250000词"。该大纲除持续强调对科技英语的重视外，对阅读的要求也比1985年大纲有所提高。

（5）1999年的《大学英语教学大纲》（修订本·高等学校本科用）将1985/1986年的独立教学大纲走向合并。虽然在教学目标中对专业英语的要求不是很明显，但是在其"应用提高阶段"对专业英语的要求进行了较为详实的描述，如"词汇：领会式掌握1000~1500个本专业及与本专业有关的常用单词（其中复用式掌握的单词为300~500个），以及由这些词构成的常用词组（中学和基础阶段所掌握的单词和词组不包括在内），并具有按照构词法识别生词的能力。阅读能力：能顺利阅读有关专业的原版教科书、参考书及其他参考资料，能掌握其中心大意，抓住主要事实和有关细节，阅读速度达到每分钟100~120词。对其中重要的论著和文献等材料能正确理解、抓住要点，并能对内容进行分析、推理、判断和综合概括，阅读速度达到每分钟70词。听的能力：能听懂与本专业有关、内容比较熟悉、语速为每分钟150~170词的英语讲课、会话、谈话、报道和讲座，能正确理解中心大意并抓住要点。说的能力：能用英语进行有关专业内容的一般性会话，经过准备，能就与本专业有关的问题进行讨论、作简短的报告，表达思想清楚，语音、语调基本正确。写的能力：能在阅读有关专业的书面材料时做笔记、写提纲、写论文摘要和论文简介等，能在半小时内写出150~180词的有关专业内容的短文或信函。文理基本通顺，表达意思清楚，无重大语言错误。译的能力：能借助词典将有关专业的英语文章译成汉语，理解正确，译文达意，译速为每小时350个单词。能借助词典将内容熟悉的有关专业的汉语文字材料译成英语，译文达意，无重大语言错误，译速为每小时300~350个汉字"。由此可见，1999年大纲的

"应用提高阶段"不仅对专业词汇有要求，而且对五种技能也提出了具体要求，对科技英语的要求提高到了新高度。

（6）2007年的《大学英语课程教学要求》同1999年大纲一样，虽然在教学目标中对专业英语的要求不是很明显，但在英语教学的三个层次（即一般要求、较高要求和更高要求）中对专业英语的要求逐渐递增，尤其是在"更高要求"中的规定，即"听力理解能力：能基本听懂英语国家的广播电视节目，掌握其中心大意，抓住要点，能听懂英语国家人士正常语速的谈话，能听懂用英语讲授的专业课程和英语讲座。口语表达能力：能较为流利、准确地就一般或专业性话题进行对话或讨论，能用简练的语言概括篇幅较长、有一定语言难度的文本或讲话，能在国际会议和专业交流中宣读论文并参加讨论。阅读理解能力：能读懂有一定难度的文章，理解其主旨大意及细节，能阅读国外英语报刊杂志上的文章，能比较顺利地阅读所学专业的英语文献和资料。书面表达能力：能用英语撰写所学专业的简短的报告和论文，能以书面形式比较自如地表达个人的观点，能在半小时内写出不少于200词的说明文或议论文，思想表达清楚，内容丰富，文章结构清晰，逻辑性强。翻译能力：能借助词典翻译所学专业的文献资料和英语国家报刊上有一定难度的文章，能翻译介绍中国国情或文化的文章。英汉译速为每小时约400个英语单词，汉英译速为每小时约350个汉字。译文内容准确，基本无错译、漏译，文字通顺达意，语言表达错误较少"。由此可见，"更高要求"阶段不仅沿袭了1999年大纲对科技英语的要求，而且对专业英语的要求难度比之前略有提高。2007年的《大学英语课程教学要求》虽然没有明确提出"专门用途英语"的概念，但其重要性已经初步得到了认可。

（7）2017年的《大学英语教学指南》在教学目标中对专业英语的描述，同1999和2007年的大纲一样均较为模糊，但其课程设置中规定了大学英语教学的三部分，即通用英语、专门用途英语和跨文化交际，这三部分形成相应的三大类课程，至此，"专门用途英语"被明确提出，并指出"专门用途英语课程以英语使用领域为指向，以增强学生使用英语进行专业和学术交流、从事工作的能力，提升学生学术和职业素养为目的，具体包括学术英语（通用学术英语、专门学术英语）和职业英语两类课程"。该指南同时对基础目标、提高目标、发展目标的专门用途英语教学提出明确要求，如"基础目标：在高中阶段应掌握词汇的基础上增加约2000个单词，其中400个单词为与专业学习或未来工作相关的词汇。提高目标：在高中阶段应掌握词汇的基础上增加约3000个单词，其中600个单词为与专业学习或未来工作相关的词汇；能够较好地理解语言难度中等、内容熟悉或与本人所学专业相关的口头或书面材料，理解材料内部的逻辑关系、篇章结构和隐含意义。发展目标：能够在日常生活、学习和未来工作等诸多领域中使用英语进行有效的交流；能够有效地运用有关篇章、语用等知识；能够较好地理解有一定语言难度、内容较为熟悉或与本人所学专业相关的口头或书面材料；能够对不同来源的信息进行综合、对比、分析，并得出自己的结论或形成自己的认识"等。大学英语的工具性特征在专门用途英语上表现的较为明显，继承和丰富了之前大纲对专业英语教学的要求。

（8）2020年《大学英语教学指南（2020版）》对专门用途英语的要求几乎与2017年《大学英语教学指南》相同，在此不再赘述。

公共/大学英语教学大纲/指南/要求，是大学英语教学实践的纲领性文件。通过梳理发现，历次大纲都很重视与专业相关的英语教学：从1962年的《英语教学大纲（试行草案）》、1980年的《英语教学大纲（草案）》、1985年《大学英语教学大纲》、1986年《大学英语教学大纲》，到1999年《大学英语教学大纲（修订本）》，一直强调对科技英语/专业英语的教学；2007年《大学英语课程教学要求》虽然没有明确提出专门用途英语的教学，但其"更高要求"中却已经包含了对ESP教学的要求；2017年《大学英语教学指南》和2020年《大学英语教学指南（2020版）》已经明确提出ESP是大学英语教学的重要组成部分。大纲中对与专业相关的英语教学的称呼，在2007年之前基本上描述为科技英语或专业英语，2017之后描述为专门用途英语，虽然名称不同，但其本质是一致的。历次大纲对科技英语/专业英语/专门用途英语教学的要求，既有继承又有所拓展，不仅越来越细化和详实，而且语言的工具性特征越来越明显，由此可见历次大纲/指南/要求对与专业相关的英语教学的重视。医学英语教学自然包含在与专业相关的英语教学之列。上述历次公共/大学英语教学大纲/要求/指南文本演变详见表3-1。

表3-1　公共/大学英语教学大纲/要求/指南文本演变

颁布或出版时间	主要文本名称
1962年	《英语教学大纲（试行草案）》（高等工业学校本科五年制各类专业适用）
1980年	《英语教学大纲（草案）》（高等学校理工科本科四年制试用）
1985年	《大学英语教学大纲》（高等学校理工科本科用）
1986年	《大学英语教学大纲》（高等学校文理科本科用）
1999年	《大学英语教学大纲（修订本）》（高等学校本科用）
2004年	《大学英语课程教学要求（试行）》
2007年	《大学英语课程教学要求》
2017年	《大学英语教学指南》
2020年	《大学英语教学指南（2020版）》

二、历次英语专业教学大纲/标准/指南的描述

(1)1989 年的《高等学校英语专业基础阶段英语教学大纲》规定,英语专业基础阶段的教学任务和目的是"传授英语基础知识,对学生进行全面的、严格的基本技能训练,培养学生实际运用语言的能力,培养学生良好的学习作风和正确的学习方法,培养学生逻辑思维能力和独立工作能力,丰富学生社会文化知识,增强学生对文化差异的敏感性,为学生升入高年级打好扎实基础"。该大纲并没有涉及专业英语的内容,只是强调为高年级的英语学习打下基础。

(2)1990 年的《高等学校英语专业高年级英语教学大纲(试行本)》是英语专业基础阶段教学大纲的延伸,高年级大纲提出应开设"诸如贸易、新闻、国际关系等专业课程",其课程设置分为必修课和选修课,其中选修课的教学目的是"逐步培养学生用英语进行专业研究的能力,乃至向某事业方向发展"。该大纲迎合了改革开放对"英语 + 专业"的外语人才的要求,符合时代的需求。

(3)2000 年的《高等学校英语专业英语教学大纲》明确规定"高等学校英语专业培养具有扎实的英语语言基础和广博的文化知识并能熟练地运用英语在外事、教育、经贸、文化、科技、军事等部门从事翻译、教学、管理、研究等工作的复合型英语人才",其中要求本科阶段开设英语专业技能课程、英语专业知识课程(英语语言、文学、文化课程)和相关复合专业的课程(外交、经贸、法律、管理、新闻、教育、科技、文化、军事等专业知识课程)。该大纲提出的"复合型"指英语 + 某种专业知识,"专业知识"一般指经贸、商务、法律、新闻、旅游等实用性专业知识。2000 年的大纲与我国经济发展对外语人才的需求相吻合,有利于推动英语教育服务于经济社会的发展。

(4)2018 年的《外国语言文学类教学质量国家标准》指出"外语类专业可与其他相关专业结合,形成复合型专业,以适应社会发展的需要",外语类专业的培养目标是"旨在培养具有良好的综合素质、扎实的外语基本功和专业知识与能力,掌握相关专业知识,适应我国对外交流、国家与地方经济社会发展、各类涉外行业、外语教育与学术研究需要的各外语语种专业人才和复合型外语人才",其课程设置要求处理好外语专业课程与相关专业课程的关系,突出能力培养和专业知识构建。该标准进一步强调了对复合型外语人才的培养,以满足我国经济发展的需要。

(5)2020 年的《普通高等学校本科外国语言文学类专业教学指南(上)英语类专业教学指南》规定,学生应掌握相关的人文社会科学和自然科学基础知识,"培养具有良好的综合素质、扎实的英语语言基本功、较强的跨文化能

力、厚实的英语专业知识和必要的相关专业知识，能适应国家与地方经济建设和社会发展需要，熟练使用英语从事涉外行业、英语教育教学、学术研究等相关工作的复合型英语专业人才"，这与 2018 年的国家标准的要求一脉相承。2020 年的指南强调学科交叉、复合融通，与 2000 年的大纲相比，该指南对人才培养目标提出了更高要求，除具备熟练运用英语的能力（语言技能要求）、较强的跨文化能力（跨学科能力要求）、厚实的英语专业知识（英语学科素养要求）外，还应掌握必要的相关专业知识（跨学科素养要求）。2020 年的指南提出的"复合型"的内涵不是"英语＋某种专业知识"的复合，而是学科交叉和知识融通的复合（曾艳钰，2019）。

通过对历次英语专业的大纲/标准/指南进行梳理发现，从 1990 年的《高等学校英语专业高年级英语教学大纲（试行本）》、2000 年的《高等学校英语专业英语教学大纲》、2018 年的《外国语言文学类教学质量国家标准》，到 2020 年的《普通高等学校本科外国语言文学类专业教学指南（上）　英语类专业教学指南》，这些英语专业的大纲/标准/指南对复合型外语人才培养的要求是一脉相承的，"英语＋某种专业知识"的内涵不断丰富。医学英语是以语言为主、兼顾医学内容的教学，也属于"英语＋某种专业知识"框架的一部分。上述历次英语专业教学大纲/标准/指南文本的演变详见表 3 - 2。

表 3 - 2　英语专业教学大纲/标准/指南文本的演变

颁布或出版时间	主要文本名称
1989 年	《高等学校英语专业基础阶段英语教学大纲》
1990 年	《高等学校英语专业高年级英语教学大纲（试行本）》
2000 年	《高等学校英语专业英语教学大纲》
2018 年	《外国语言文学类教学质量国家标准》
2020 年	《普通高等学校本科外国语言文学类专业教学指南（上）　英语类专业教学指南》

三、历次高职高专英语教学要求/标准的描述

同本科教育一样，专科教育也是我国高等教育的一个重要组成部分。高职高专是与就业市场联系最紧密的一种教育类型，在促进经济社会发展进程中发挥着本科教育所不可替代的作用。20 世纪 90 年代初，我国高等专科学校的英语教学，无论是课程设置、教学内容还是教学目标，都参照本科学校的英语教学，没有明确具体的教学要求。

(1)1993 年的《普通高等专科英语课程教学基本要求》的教学内容强调"突出实际应用",其教学目的是"培养学生掌握必需的、实用的英语语言知识和语言技能,具有阅读和翻译与本专业有关的英文资料的初步能力,并为进一步提高英语的应用能力打下一定的基础"。该要求是我国高职高专的首个公共英语课标,突出了英语教学与专业结合的实际应用属性。

(2)1998 年的《全国成人高等教育英语课程教学基本要求》(非英语专业专科用)对专业英语教学的要求涉及很少,在此略过。

(3)2000 年的《高职高专教育英语课程教学基本要求(试行)》的教学目的是"使学生掌握一定的英语基础知识和技能,具有一定的听、说、读、写、译的能力,从而能借助词典阅读和翻译有关英语业务资料,在涉外交际的日常活动和业务活动中进行简单的口头和书面交流,并为今后进一步提高英语的交际能力打下基础"。该要求强调了语言基本技能的训练和培养从事涉外交际活动的语言应用能力。

(4)2012 年的《高等职业教育英语课程教学要求》指出"高职英语课程以职场交际为目标,以应用为目的,培养学生实际应用英语的能力,特别是听说能力,使他们能在日常活动和与未来职业相关的业务活动中进行一般的口头和书面交流"。该要求分为基础英语阶段和行业英语阶段,两个阶段的教学内容是自然衔接,将行业英语教学渗透到教学全过程之中(常红梅、刘黛琳,2022)。

(5)2021 年的《高等职业教育专科英语课程标准》的课程内容由基础模块和拓展模块构成,拓展模块主要分职业提升英语、学业提升英语和素养提升英语,职业提升英语是满足特定专业学生完成职场中的涉外沟通需求、为进入不同工作岗位的学生而开设的职场类英语,以便培养在职场环境中使用英语进行有效沟通的高素质技术技能人才。本课程标准突出了对职场英语的重视。

上述历年高职高专的英语教学要求和课程标准都强调对职场英语的教学:1993 年和 2000 年的要求分别提出了阅读和翻译"与本专业有关的英文资料的初步能力"和"有关英语业务资料"的能力,2012 年的要求强调以岗位需求为主线、构建"基础英语 + 行业英语"的教学体系,2021 年的课程标准提出通过"职场类英语"来提升学生的职场语言应用能力。历次的高职高专课程要求/标准始终体现外语课程服务于专业和就业岗位的工具性特征。同本科的英语教学要求一样,英语与专业结合的特点在高职高专中比较显著(包括医学英语在内)。上述历次高职高专英语教学要求/标准文本的演变见表 3 - 3。

表 3-3　高职高专英语教学要求/标准文本演变

颁布或出版时间	主要文本名称
1993 年	《普通高等专科英语课程教学基本要求》
1998 年	《全国成人高等教育英语课程教学基本要求》(非英语专业专科用)
2000 年	《高职高专教育英语课程教学基本要求(试行)》
2012 年	《高等职业教育英语课程教学要求》
2021 年	《高等职业教育专科英语课程标准》

总之,在教学指导委员会层面,无论是公共/大学英语教学大纲中的科技英语/专业英语/专门用途英语,还是英语专业大纲中复合型外语人才的"英语+其他专业知识",或是高职高专的"行业英语/职场英语",不同类别的教学大纲都重视与专业相关的英语教学。虽名称不同,其(包括医学英语在内)实质都是突出英语与专业的结合,都强调语言要服务于专业发展的需求。

第三节　学会层面

学会层面是指全国医学外语学组和全国医学英语课程群虚拟教研室层面,学会层面为医学英语教学实践提供了微观层面的支撑。

针对国家层面和不同类别的教学指导委员会层面的要求,2019 年 9 月,全国性的"中华医学会全国医学外语学组"在西安成立。在学会的组织和带动下,首先,该学组针对专科、本科、硕士和博士学历层次,分别研制了相应的医学英语教学大纲,从而引领全国的医学英语教学工作。其次,该学组周期性地举办了医学英语研讨会,为各医学院校相互学习和交流提供了平台。然后,该学组多次举办了系列师资培训,一定程度上缓解了师资短缺问题等。2023 年 8 月,全国医学英语课程群虚拟教研室成立大会在北京召开,该虚拟教研室的成立又将医学英语教学工作往前推进了一大步。尽管学会是高校间的学术研讨机构,不具有行政约束力,但在全国教学指导委员会没有出台医学英语教学大纲的情况下,学会在行业内的引领将有序促进国内医学英语教学的开展,结束我国医学英语教学的长期无序状态,这是国内医学英语教学史上的创举和里程碑式的事件。学会的支持和帮助,直接有力地推动了医学英语教学的发展。

总之,无论是国家层面、教学指导委员会层面,还是学会层面,都为医学英语教学提供了不同层面的政策上的保障,有力地推进了医学英语教学的前行。

第四章　ESP 发展与医学英语教育

医学英语(English for Medical Purposes, EMP)是 ESP 的一支,因而医学英语教育与 ESP 的发展密不可分。

第一节　ESP 发展概述

ESP 概念在 20 世纪 60 年代由著名语言学家 Halliday(1964)在 *The Linguistic Sciences and Language Teaching* 一书中首次提出,虽然 ESP 没有确切的开始年月,但国外语言学家普遍认为 ESP 兴起于 20 世纪 60 年代。国内对 ESP 的研究在 20 世纪 70 年代末 80 年代初,1978 年,杨惠中教授在其《国外科技英语与研究动态》一文中第一次提及 ESP 教学。

一、ESP 兴起

Hutchinson 和 Waters(1987)认为,ESP 兴起的最主要原因是科技带动下的新世界的需求。二战结束后,随着科技的蓬勃兴起,国际间的政治、经济、文化、商业贸易交往日益频繁。因为英国和美国拥有世界领先的科学技术和强大的经济实力,所以英语逐渐成为国际间交流的通用语言(程世禄、张国扬,1995)。为快速获取西方先进科学技术以发展本国经济,对于母语不是英语的国家而言,必须要过语言关。传统的英语教学方法不仅费时,而且费力,不能较快满足学习西方先进技术的需求,因此人们跳出传统教学的圈子来探索科技文章在句法、词法等方面与普通英语的异同,期望从中找出其规律性的特征(梁俭,1990),这是 ESP 产生的主要原因。

除此之外,从语言学角度,人们意识到社会语言学具有语言的社会属性和交际功能,社会语言学家认为,在不同的场合和专业领域,语言运用是不同的。同时,从教育心理学角度,人们意识到个人的需求和兴趣会在很大程度上影响其学习效率,因而要注重学生的发展与需求,也就是 Hutchinson 和 Waters(1987)等人所提出的 ESP 的需求分析。语言学的革命和教育心理学的新发展也是促进 ESP 兴起的原因。

二、ESP 发展

国外对 ESP 的研究经历了五个阶段：语域分析、修辞或话语分析、目标情景分析、技能与策略分析，以及以学习为中心的方法分析（程世禄、张国扬，1995）。国内对 ESP 的研究主要经历了三个阶段，分别是：20 世纪 70 年代末至 80 年代末，ESP 在国内的兴起，该阶段以 EST 教育为主；20 世纪 90 年代，ESP 在国内的发展，该时期商务英语教育取代 EST 教育成为主流，金融英语教育、旅游英语教育和医学英语教育等逐渐产生；21 世纪至今，ESP 在国内的全面扩大和深入，该阶段商务英语教育迎来了全新发展时期，其他 ESP 课程纷纷开设（王恒，2008）。

国外 ESP 课程设置主要是以 EAP 为主、以 EOP 为辅，如加拿大的多伦多大学同时开设 EAP 和 EOP 课程，阿尔伯塔大学的课程设置则完全为 EAP 课程。其 ESP 的课程属性，有的为学位课（如科罗拉多大学），有的为选修课（如亚利桑那州立大学），还有的为辅修课（如圣地亚哥州立大学）。国外既重视人文和自然学科的 ESP 研究，还注重实证研究，所建立的专门用途语料库更专业、全面。美国和澳大利亚分别出版了 ESP 期刊，即 *English for Specific Purposes*（《专门用途英语》）和 *English for Academic Purposes*（《学术英语》），韩国也有介绍 ESP 的期刊 *ESP Review*（espkorea. org）等。

国内的 ESP 教学是从 EST 教学开始，部分高校开设了 EST 专业，招收本科生和研究生。尽管我国台湾和香港地区的 ESP 课程在 EOP 与 EAP 的权衡中，更偏重于 EAP 教学，但国内总的来说大多是以 EOP 为主、EAP 为辅（黄愉，2012）。国内的研究主要从理论视角介绍和宣传 ESP 教学理念，或者基于需求分析对 ESP 教学与教师发展提出建议，如伍谦光（1980），廖莉芳、秦傲松（2000）等人的研究。国内研究主要集中在人文学科的 ESP 方面，成立了中国专门用途英语学会（Chinese Association of ESP），北京大学出版了《中国 ESP 研究》集刊，香港出版了 *ESP Journal of Asia*（《亚洲 ESP 学刊》）。

第二节 ESP 分类中的医学英语教育

一、国外的 ESP 分类

依据学习目的和学科门类，国外有五种影响力较大的 ESP 分类学说，分别如下：Hutchinson 和 Waters（1987）提出了 ESP 的三分法，即科技英语（EST）、经贸英语（EBE）和社会科学英语（ESS）；Robinson（1991）将专门用途英语二分为 EOP 和 EAP，其中将 EOP 分为"入职前、在职中、离职后"三个时间段，将 EAP 二分为"为了专业学习"和"作为学校科目"两个类别；Johns（1991）同样将 ESP 二分为 EOP 和 EAP，将 EOP 细分为 EPP（English for Professional Purposes，专业英语）和 EVP（English for Vocational Purposes，行业英语），将 EAP 细分为 EST 和 EST 之外的 EPP；Jordan（1997）在借鉴前人分类的基础上，同样将 ESP 二分为 EOP 和 EAP，而将 EAP 细分为 EGAP 和 ESAP；Dudley-Evans 和 St. John（1998）也同样在前人分类的基础上将 ESP 二分为 EAP 和 EOP，将 EAP 按照学科划分成 EST、医学英语（English for Medical Purposes，EMP）、法律英语（English for Legal Purposes，ELP）、金融英语（English for Finance and Economics，EFE）四大块，将 EOP 分为 EVP 和含有医学、商贸用途的 EPP（刘丽宁，2021）。由此可见，ESP 分类中的主流基本上是 EAP 和 EOP。

在上述五种 ESP 的分类中，Hutchinson 和 Waters（1987）、Dudley-Evans 和 St. John（1998）、Jordan（1997）的分类已直接或间接体现出医学英语的教育，具体见图 4-1～图 4-3。

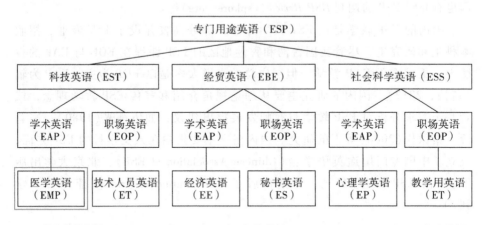

技术人员英语（English for Technicians，ET），经济英语（English for Economics，EE），秘书英语（English for Secretaries，ES），心理学英语（English for Psychology，EP），教学用英语（English for Teaching，ET）。

图 4-1 Hutchinson 和 Waters（1987）ESP 分类中的医学英语

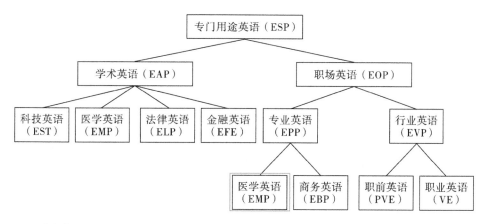

商务英语(English for Business Purposes，EBP)，职前英语(Pre Vocational English，PVE)，职业英语(Vocational English，VE)。

图 4 - 2　Dudley-Evans 和 St. John(1998)的 ESP 分类中的医学英语

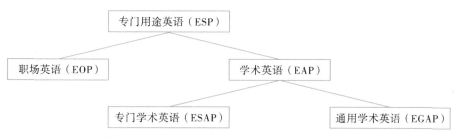

图 4 - 3　Jordan(1997)的 ESP 分类中的医学英语

在 Hutchinson 和 Waters(1987)的 ESP 分类中，已经明确把 EMP 划分在 EST 下的 EAP 范畴中。

在 Dudley-Evans 和 St. John(1998)的分类中，已明确把 EMP 既归类在 EAP 之中，又归类在 EOP 下的 EPP 之中，即 EMP 同时属于 EAP 和 EOP 范畴中。

Jordan(1997)将 ESP 分为 EOP 和 EAP，将 EAP 又分为 ESAP 和 EGAP。虽然 Jordan 的分类没有直接体现出 EMP，但他通过具体举例阐述了如医生、飞行员等学习的英语是 EOP，学习医学、工程等学科的英语是 ESAP，Jordan 的分类也同样体现出把 EMP 归在 EAP 和 EOP 范畴中。

二、国内的 ESP 分类

国内英语教学界对于 ESP 的分类意见也并不一致，如《上海市大学英语教学参考框架》(2013)采用了 Jordan(1997)的划分法，即将 ESP 划分为 EOP 和 EAP，将 EAP 细分为 ESAP 和 EGAP；文秋芳(2013)将 ESP 分为 EOP、EAP 和 EDP 三支；张菅(2019)的划分同上海市的做法基本相似，即分为 EOP、EGAP 和 ESAP 三支，其中 EGAP 和 ESAP 凸显这两类教学或研究内容的不同；王立非(2016)将 ESP 分为 EAP、EPP 和 EOP 三类。由此可见，国内对 ESP 的分类基本参考国外的做法。尽管国内学者对 ESP 的分类不同，且分类中没有直接体现出 EMP，但由于 EMP 是 ESP 的分支，国内的分类都间接包含着 EMP 教育的内容。总之，国内外研究人员在对 ESP 的分类中，都直接或间接地涵盖了 EMP 教育。

第五章 我国高校英语教育史与医学英语教育

医学英语是以医学内容为载体的语言教学，其教育发展史与我国高校英语教育的发展历程密不可分。我国高校的英语教育包括大学英语、英语专业和高职高专（含成人高等教育）英语，受当时政治、经济、文化和外交等的影响，我国高校的英语教育历程基本趋同。虽然学界对我国英语教育发展史的划分有不同见解，如大学英语的"两阶段论"（李箭，2008）、"三阶段论"（岑建军，1998；王守仁，2008；蔡基刚，2009）、"四阶段论"（陈红，2008；卫芳菊，2009）、"七阶段论"（肖雁、李民，2022）等，英语专业的"六阶段论"（边立志，2011）等，在此基于中华人民共和国成立后的大事件和胡方慧、朱荔芳（2019）的划分，把中国高校的英语教育发展史分为三个阶段，即探索调整时期（1949—1976）、恢复发展时期（1977—2001）和持续发展时期（2002—2022），每阶段的医学英语发展状况都蕴含在其中。

第一节 探索调整时期的英语教育史

一、探索调整时期的英语教育史梳理

中华人民共和国成立之初，百废待兴，以美国为首的西方国家对中国逐渐采取了观望、禁运和全面封锁的措施，致使我国的经济和科学技术等方面孤立无援。在西方国家对我国实行政治孤立与经济封锁之际，苏联作为率先承认我国主权的国家之一，向我国伸出了热情的援助之手，我国与苏联在各方面保持着紧密的合作和联系，因而俄语教育取得了迅速发展。截至1951年，全国设立俄语系的大学达34所，而在1949年中华人民共和国成立前只有13所学校设有俄语专业（付克，1986），俄语专业数量的增加对其他外语语种的教育产生了一定的影响。

在当时的国际环境下，英语在国际政治、经济、文化的交流中占据着重

要地位，加之当时俄语人才供大于求的局面日益凸显，1959 年，教育部颁发《关于高等学校外语课程设置问题的意见》，明确提出高校各专业学生应在学好第一外国语的基础上，尽可能学好第二外国语，这实际上对大学英语教学产生了推动作用。1961 年发布的《关于高等学校外语课程设置的意见》规定，高校的第一外语是俄语或英语，英语第一次取得与俄语相同的地位。1964 年制定的《外语教育七年规划纲要》明确规定，高校的公共外语课语种是英、俄、法、德和日语，英语成为第一外语，英语教育从以俄语为主转向以英语为主（赵鹏、张辉，2018）。1962 年教育部颁布首个面向高等工业学校本科五年制各类专业适用的《英语教学大纲（试行草案）》，这是中华人民共和国成立后我国公布的第 1 份大学英语教学大纲，它的颁布结束了我国一段时期以来的英语教学无序状态，使我国的公共英语教育由此步入正轨（肖雁、李民，2022）。

二、探索调整时期的医学英语教育发展

医学英语教育在国际上诞生于 20 世纪中叶（Maher，1986），在国内开始于 20 世纪 60 年代。自 20 世纪 60 年代起，国内老一辈医学英语教育家（如谢大任、邵循道等）就已经开始在医学院校探索医学英语的教学，如 20 世纪 60—70 年代，谢大任等提出了"以医学英语教学为主体"的教学模式（赵贵旺，2013）。虽然在该阶段学者们研究医学英语的成果较少，但相关研究开启了中华人民共和国成立后国内医学英语教学的先河，为之后医学英语专业的起步奠定了基础。

总之，在探索调整时期，外语教学语种逐渐从俄语为主转向以英语为主，英语教育开始起步。为学习国外的先进科技和发展经济，此时我国的英语教学侧重以科技英语为主，兼顾基础英语，公共英语教学具有典型的"工具性"特征（陈萍，2015），这从 1962 年的大纲可见一斑：英语教学的目标是"为学生今后阅读本专业英语书刊打下较扎实的语言基础"。随着英语教育的发展，国内医学英语教育也逐渐起步。

第二节　恢复发展时期的英语教育史

一、恢复发展时期的英语教育史梳理

1978 年 8 月，教育部在北京召开了全国外语教育座谈会并出台了《加强外语教育的几点意见》，这是 1976 年后第一次全面研究和规划外语教育工作的

会议，对中国外语教育的发展起到了巨大的推动作用，结束了一段时间以来外语教育的停摆状态，为外语教育的快速发展奠定了良好的条件。随着经济改革的持续深入和对外开放的不断扩大，我国的政治、经济、科技、文化、外交等领域对外语人才的需求逐渐呈多元化趋势，对外语教学提出了新要求。

1. 就公共/大学英语而言

以 1985 年为界，非英语专业的英语教学在 1984 年之前被称为"公共英语"，1985 年之后则被统称为"大学英语"，因而此阶段跨越了公共英语教学和大学英语教学两个阶段。

1978 年，随着高考的恢复，大批学生涌进大学校园。1980 年 6 月，清华大学、北京大学等院校在沿袭 1962 年教学大纲的基础上，联合制定了《英语教学大纲（草案）》。虽然该大纲的课程设置仍以培养阅读能力为导向（对听、说、写的要求并不突出），但它对改革开放初期公共英语教育的恢复与发展起到了重要作用。1983 年起，英语高考成绩以 100% 计入总分，这对我国公共英语教育产生了重要影响。为了适应新情况，国家教育委员会于 1985 年颁布了《大学英语教学大纲》（高等学校理工科本科用），于 1986 年颁布了《大学英语教学大纲》（高等学校文理科本科用），这两个大纲对于规范和指导我国刚刚起步的大学英语教学，推动大学英语教学发展和提高大学英语教学质量起到了非常大的作用。1985 年和 1986 年的大纲将培养学生的阅读能力放在第 1 层次，将听和译放在第 2 层次，将写和说放在第 3 层次。为贯彻落实 1985 年和 1986 年颁布的大学英语教学大纲，自 1987 年和 1989 年起，国家教育委员会分别在全国开始推行大学英语四级考试（CET－4）和大学英语六级考试（CET－6），直接调动了广大师生的积极性，推动了大学英语课程建设与教学改革。为更好地指导大学英语教学，国家教育委员会在 1991 年成立了高等学校大学外语教学指导委员会，由其全面负责大学外语教学大纲的制定和教材的审定等工作。随着高等教育的不断扩招以及学校类型的不断变化，1985 和 1986 年两份教学大纲已不能满足新条件下大学英语教育的实际。1999 年，教育部正式颁布《大学英语教学大纲（修订本）》（高等学校本科用），这是我国第 1 份统一的、不区分学校类型的大学英语教学大纲，使我国大学英语在教学要求、内容和管理上趋向统一。1999 年的大纲仍然把阅读能力置于第 1 层次，写和说的能力则被提到了和听、译并列的第 2 层次，强调听、说、写、译的同等重要性。为提高大学生的听说能力，克服"聋子英语""哑巴英语"等问题，1999 年全国大学英语四、六级考试委员会开始在部分城市实施大学英语四、六级口语考试（肖雁、李民，2022），极大地推动了大学英语教学的发展。

2. 就英语专业而言

1977—2001 年，除了在 1989 年大纲颁布之前执行 1980 年 11 月青岛会议制定的大纲外（曾肯干，1987），我国高等院校的英语专业教学主要经历了 1989 年颁布实施的《高等学校英语专业基础阶段英语教学大纲》、1990 年颁布实施的《高等学校英语专业高年级英语教学大纲（试行本）》和 2000 年颁布实施的《高等学校英语专业英语教学大纲》三个阶段的变革。

1989 年的大纲强调了对英语基础知识的传授，目的是为学生升入高年级奠定扎实的基础。1990 年的大纲是 1989 年基础阶段教学大纲的继续和发展，较之基础阶段英语教学大纲，1990 年的大纲对语言技能的要求相对较为详实和完整，涉及了传统意义上的五种技能的培养，从听、说、读、写、译方面制定了专业四级和专业八级语言技能的要求，迎合了改革开放对人才的需求。2000 年的大纲将课程分为英语专业技能（听、说、读、写、译技能课）、英语专业知识（语音、文学、文化）和相关专业知识（与英语专业相关联的外交、经贸、法律、科技等其他专业知识课程）三种类型，提出了"英语 + 某种专业知识"的复合型人才培养模式，这对我国英语教育产生了巨大的影响（曾艳钰，2019），符合经济社会发展对人才的需求。

3. 就高职高专而言

高职高专的英语教学在 90 年代初之前没有明确的教学要求。90 年代初之后，高职高专的英语教学要求逐渐明朗，主要经历了 1993 年的《普通高等专科英语课程教学基本要求》、2000 年的《高职高专教育英语课程教学基本要求（试行）》和 1998 年的《全国成人高等教育英语课程教学基本要求》（非英语专业专科用）三个阶段的变革。

1993 年，教育部出台了《普通高等专科英语课程教学基本要求》，该教学基本要求是中华人民共和国成立以来国家教育委员会针对高等专科层面的公共英语教学制定的第 1 个指导性教学文件，标志着我国高等专科的英语教学开始进入改革发展的新阶段。在对 1993 年普通高等专科英语课程《教学基本要求》进行修订的基础上，教育部于 2000 年 10 月颁布了《高职高专教育英语课程教学基本要求（试行）》，这是我国研制的第 2 个高职高专公共英语课标，是我国高等专科英语教学迈上新台阶的标志性文件。成人高等教育是高职高专的组成部分，1998 年，教育部颁布了《全国成人高等教育英语课程教学基本要求》（非英语专业专科使用），规范了成人高等教育的英语教学（陈萍，2015）。这些文件的出台使高职高专的英语教学逐步走上了正规发展道路。

二、恢复发展时期的医学英语教育发展

该时期的医学英语教育比探索调整时期有较大的发展。虽然该时期医学英语分为医学英语专业和公共医学英语两部分，但因医学英语专业在20世纪末才开始招生［（1989年开设五年制医学英语本科专业，1991年开始招收医学英语硕士研究生（白永权，2023）］，故对医学英语专业的研究虽然已出现萌芽，但研究成果相对较少，因而医学英语教育的恢复和发展，主要表现在大学英语的公共医学英语方面。作为科技英语的组成部分，该时期公共医学英语教学在全国进一步推广，与医学英语相关的教学、科研也日趋活跃起来，研究数量比探索调整时期明显增多，影响力也逐步扩大。该时期医学英语教育的领军人物有邵循道、郝长江、洪班信、王重稼、潘若白、黄和端、倪传斌等学者。

总之，在我国加入世界贸易组织（WTO）前的恢复发展阶段，公共/大学英语教学从初期的重视阅读为主逐渐向重视语言其他技能转变，始终重视对科技英语/专业英语的教学；英语专业的教学强调对学生听、说、读、写、译五种技能的培养和对复合型外语人才的培养；在高职高专的教学方面，其大纲从无到有，逐步走向完善，强调语言教学的实际应用。该时期的英语教学不仅逐渐走上了规范化之路，而且已取得长足发展，迎合国家经济社会发展对外语人才的需要。就医学英语教育而言，虽然医学英语专业刚刚萌芽，但是公共医学英语教育发展成就较为显著。

第三节　持续发展时期的英语教育史

一、持续发展时期的英语教育史梳理

进入21世纪后，随着我国与国际交往的日益频繁，特别是加入WTO和申奥成功之后，我国对外交流的广度和深度都史无前例地进一步扩大，对外交流的范围已从经贸领域扩展到政治、经济、军事、文化、教育和旅游等各个领域。社会需求和国家发展战略的新变化，对大学英语的要求进一步提高，使高等英语教育不得不迅速做出响应。

1. 就大学英语而言

在全面需求分析的基础上，2004年，教育部颁布了《大学英语课程教学要求（试行）》，并于2007年正式发布。该教学要求基于全国大学英语教学的区

域和校际差异，强调对不同学校进行分类指导，建设基于计算机和网络的大学英语教学模式，将以往以课堂教学为主改为课堂教学与计算机运用并重，并充分利用新技术。现代化教学设备的配置，使大学英语的教学环境得到了前所未有的完善，提高了大学英语教学质量和大学生的听、说、读、写能力，推动了大学英语教学的发展（蔡基刚，2009）。2004 年的《大学英语课程教学要求（试行）》改变了之前阅读在英语教学中的主导地位，"由过去偏重阅读教学改为以'听、说'为本、'读、写'并重"（刘润清，2002），不仅将听、说、读、写等各种技能置于同一层次，而且还特别强调对学生听、说能力的培养。2007 年的《大学英语课程教学要求》在"一般要求""较高要求"和"更高要求"中，对与专业相关的英语教学要求逐渐递增。为落实 2012 年的《关于全面提高高等教育质量的若干意见》，2017 年，教育部颁布了全新的《大学英语教学指南》，该指南首次提出大学英语教学要服务于学校、院系和个人的发展需求，教学目标更为个性化，同时倡导不断创新教学手段，鼓励教师使用慕课、微课等网络资源，实施混合式教学模式（王守仁，2016）。2017 年的指南明确提出，专门用途英语是大学英语教学的三大主要内容之一，并在"基础目标""提高目标""发展目标"中对专门用途英语教学的要求进行了详细描述，该指南是我国高等教育质量提升工程的重要组成部分，是一份全新的、共性与个性相结合的大学英语教学纲领性文件（肖雁、李民，2022）。2019 年，新一届大学英语教学指导委员会启动对该指南的修订工作，并于 2020 年颁布了《大学英语教学指南（2020 版）》，其中首次提出了课程思政教学理念，强调文化自信与价值导向，并注重与 2018 年颁布的《中国英语能力等级量表》的对接，在教学方法与手段、教师发展等方面也提出了新的要求（何莲珍，2020）。《大学英语教学指南（2020 版）的出台，标志着我国的大学英语教育进入了新的历史时期，必将对新形势下大学英语教学的发展产生深远影响。

2. 就英语专业而言

在持续发展时期，英语专业教学主要经历了 2018 年的《外国语言文学类教学质量国家标准》和 2020 年的《普通高等学校本科外国语言文学类专业教学指南（上）英语类专业教学指南》两个阶段的变革。

为顺应时代形势发展的需要，教育部于 2018 年颁布了《外国语言文学类教学质量国家标准》，于 2020 年制定了《普通高等学校本科外国语言文学类专业教学指南（上）英语类专业教学指南》。如果说 2018 年的国家标准为外国语言文学类专业的准入、建设和评估提供了基本原则和总体要求，那么 2020 年的指南则为各专业的创新发展提供了行动路线和解决方案。与 2000 年的大纲相比，2020 年的指南对人才培养目标提出了更高要求，即具备熟练运用英语的能力、较强的跨文化能力、厚实的英语专业知识和必要的相关专业知识，能够适应传统意义上的涉外行业及英语教育教学工作，能够从事学术研究。2020 年的指南进一步强调了对"学科交叉和知识融通"的复合型英语专业人才的培养（曾艳钰，2019）。

3. 就高职高专而言

该时期高职高专的英语教学主要经历了 2012 年的《高等职业教育英语课程教学要求》和 2021 年的《高等职业教育专科英语课程标准》两个阶段的变革。

为落实 2006 年《关于全面提高高等职业教育教学质量的若干意见》的要求，突出职业能力培养的课程标准和规范课程教学的基本要求，2012 年，教育部职业院校外语类专业教学指导委员会颁布了《高等职业教育英语课程教学要求》，要求培养学生在职场环境下运用英语的基本能力和运用英语处理职业相关业务的能力。2019 年的《国家职业教育改革实施方案》提出，要发挥国家教学标准在职业教育质量提高中的基础性作用。2021 年，习近平总书记在全国职业教育大会上对职业教育工作做出重要指示，强调加快构建现代职业教育体系，培养更多高素质技术技能人才。在这一背景下，2021 年，教育部职业教育与成人教育司颁布了《高等职业教育专科英语课程标准》（常红梅、刘黛琳，2022），进一步推动了高职高专英语教学的发展。

二、持续发展时期的医学英语教育发展

在持续发展时期，医学英语教学被明显地分为医学英语专业教学和公共医学英语教学两种类型。

1. 医学英语专业教学

2000 年和 2020 年的大纲都提出了培养复合型英语专业人才的要求。在该时期，国内众多医学院校陆续开设了医学英语专业课程和医学英语专业。目前，国内开设四年制医学英语本科专业的院校有 40 余所，招收医学英语硕士研究生的院校有 10 所左右，部分院校已于 2016 年开始招收医学英语方向的博士生（白永权，2023）。据张虹（2015）统计：2000—2009 年，国内有 48 所医药类院校开设了医学英语专业，但不同院校在课程设置和研究方向方面有所不同，或以英语为专业，侧重医药方向（43 所），或以医学为专业，侧重英语方向（4 所），或以英语与医学专业相结合为方向（1 所）。据陈向京（2019）调查，国内已有 37% 和 10% 的院校分别为本/专科和研究生开设了医学英语方向的专业课。

2. 公共医学英语教学

该时期公共医学英语教学的推进速度明显加快，据陈向京（2019）调查，

国内已有 70% 的医学院校开设了医学英语公共课，其中为专科生、本科生、硕士生及博士生阶段开设的大面积公共医学英语课程的比例分别为 20.00%、86.67%、60.00% 和 37.78%。

该时期已经举办过多次与医学英语相关的研讨会、培训会和竞赛，有力地促进了公共医学英语的发展。就医学英语研讨会而言，这包括 2004 年和 2006 年分别在西安和北京召开的"国际医学英语教学与研究研讨会"、2009 年在青岛召开的"首届全国医学英语教学研讨会"、2011 年在哈尔滨召开的"全国性医学院校英语教学研讨会"、2011 年由北京大学出版社牵头的以"医学英语教学与教材编写"为主题的学术交流、2012 年在青岛召开的"2012 全国医学英语教学与教材建设研讨会"、2012 年在合肥召开的"第三届安徽省医学院校英语教学研讨会"、2016 年在青岛召开的"2016 年高校医学英语教学研讨会"、2019 年在西安召开的"第三届全国医学英语教学与学术研讨会"、2019 年在重庆召开的"全国医学英语教学研讨会暨'医学英语基础课程系列教材'发布会"、2019 年在西安召开的"全国医学英语院长系主任论坛暨 2019 学会年会"、2021 年在蚌埠召开的"第五届全国医学英语教学与学术研讨会"、2023 年在北京召开的"全国医学英语课程群虚拟教研室成立大会暨全国医学英语课程及学科发展研讨会"等。就医学英语师资培训而言，2021—2022 年，首都医科大学连续 10 次举办医学英语师资培训研讨会。就医学英语竞赛而言，由中国学术英语教学研究会、中国英汉语比较研究会专门用途英语专业委员会和上海高校大学英语教学指导委员会主办"全国医学英语词汇大赛"（2021 年为第一届，2022 年为第二届），由中华医学会全国医学外语学组主办"'思创杯'全国医学翻译大赛"（2020 年为第一届，2021 年为第二届），由西安交通大学外国语学院和上海市科技翻译学会联合主办"首届全国医学英语写作大赛"（2022 年为第一届）。上述所举办的系列研讨会、培训会和竞赛等，极大地推动了医学英语教学的进程，使得该时期不仅公共医学英语教学的规模大增，而且教研成果显著，达到了中华人民共和国成立后的峰值。该时期医学英语教育的领军人物有白永权、洪班信、梁正溜、刘婷婷、孙庆祥、慕秀荣、卢凤香、曾祥发、张燕等学者。

总之，在持续发展阶段，大学英语教学强调五种技能并重，明确提出专门用途英语的教学要求；英语专业教学一直强调对复合型英语专业人才的培养；高职高专英语教学强调对职场英语教学的重视。该阶段的医学英语教学已达到中华人民共和国成立后的新高度，被细分为医学英语专业和公共医学英语，其中公共医学英语的教学成效更为显著。

笔者通过汇总我国高校英语教育的发展史发现：首先，各类英语教学大纲的变革是与国家的发展需求紧密相连的；其次，英语教育政策总体上具有一定的承继性和延续性，每一次教学大纲的变革都是在前一次改革基础上的深入，是一个由粗到细、由简到繁的不断完善的过程；最后，各层次的教学大纲都强调"英语与某学科"的结合，这其中包括英语与医学的结合，即医学英语。从中华人民共和国成立后到2022年各阶段医学英语教学研究的成果详见本书第十一章的"第二节 全国医学英语教研成果统计：基于国家图书馆的论文和出版图书"。

第六章　医学英语教育的现状

第一节　医学英语教学需求调查

需求分析是一个系统地收集和分析相关信息的过程，主要通过内省、访谈、观察和问卷调查等手段研究需求的技术和方法(陈冰冰，2010)，其作用如同医生对患者病情的诊断，能为外语教育规划、政策制定、课程设置、课程内容设计、教学方法等提供依据。在教学过程中，如果缺少需求分析，则课程设置就会因偏离了学生和社会的需求而失去了意义，违背了教学原则。因此，在开设医学英语课程之前，对医学生开展需求问卷调查确有必要。

一、个案分析：研究生对医学英语的需求调查

调查对象是我校医学硕士生导师、医院的普通医生(即除导师之外的其他医生)和 2016 级医学硕士研究生。医学硕士研究生导师和普通医生分别从学术领军人才和普通医务工作者的角度来阐释医学硕士研究生对医学英语的需求。调查分问卷和访谈两种形式。在对医学硕士研究生导师、医学硕士生和普通医生的调查问卷中，部分调查问卷内容相同，在此仅分析其相同的问卷内容部分。问卷调查时间是 2016 级的第一学期末。

对硕士研究生发放调查问卷 90 份，回收 88 份(回收率为 97.78%)，截至第一学期末，其四级通过率为 58.23%，六级通过率为 27.16%。对硕士研究生导师发放调查问卷 60 份，回收 58 份(回收率为 96.67%)，硕士研究生导师来自基础医学院、护理学院和临床医学院，调查问卷涵盖了绝大部分学位点。对普通医生发放调查问卷 90 份，回收 86 份(回收率为 95.56%)，普通医生来自我校附属医院和市内其他医院，调查问卷涉及内科、外科、妇产科、病理科、口腔科、耳鼻喉科、ICU、营养科、眼科、痛疼科、皮肤科、急诊科等医院大部分科室。

统计三方中相同的问卷内容(共有 8 处)，按三方对相同内容回答的平均值统计如下。

（1）在回答"医学英语水平差的原因"时，三方中72.23%的人认为，其主要原因是"医学英语词汇不够"，其中有一部分人（13.54%）的回答是"公共英语词汇不够"，这些人主要是英语基础差的硕士研究生。

（2）在回答"医学英语最重要的技能"时（多选），三方均认为听、说、读、写、译技能都很重要，但按其重要性排序依次是读（71.26%）、译（43.52%）、写（40.45%）和听、说技能（28.12%），这体现了医学英语课程是以读、写、译为主的特点，这与邹漫云（2012）等人的调查结果基本一致，即"学生对专业英语阅读技能的评分显著高于对其他技能重要性的评分……'口译'技能的需要显著低于其他各项技能的需要"。

（3）在回答"是否建议硕士研究生在读期间开设医学英语课程"时，三方中88.24%的人观点趋同，都表达了"完全同意"和"同意"开设医学英语课程，这说明三方都意识到医学英语的重要性，都希望通过医学英语课程的学习使他们的英语水平和专业水平得到进一步提高，这与曲景秀（2009）的调查结果相一致。

（4）在回答"医学英语开设时间"时，尽管有21.63%的人建议在第2学期开设，但三方中大部分（65.73%）主张在第1学期开设，这说明三方对医学英语有迫切的需求。

（5）在回答"医学英语课程性质"时，34.45%的人将其定性为"选修课"，而47.56%的人建议以"必修课"方式开设，这意味着多数人主张要以"必修课"形式强化对医学英语的学习，这与邹漫云（2012）等人的调查结果相似。

（6）在回答"承担医学英语课的任课教师"时，虽然三方的回答相对分散，但相对来说，"有医学背景的英语教师"的比例（39.58%）略高于"英语能力较强的专业教师"（20.21%），该结果与张燕（2006）对全国80所市级以上的高等医学院校的统计以及邹漫云（2012）等人的调查结果一致。尽管有27.51%的人主张以"英语教师和专业教师结合"的模式，认为该模式便于课后双方沟通，但其课上不易操作并且有一定程度的资源浪费。对该问题回答的分散，说明目前需要对能胜任医学英语教学任务的教师队伍加强培训。

（7）在回答"医学英语使用的教材"时，三方中67.23%的人观点趋同，即主张使用原版医学英语教材，并配有适当的英语或汉语解释。

（8）在回答"医学英语的授课方式"时，三方中90.53%的人主张以教师授课为主，引导学生参与课堂活动或引导其自主学习，这体现了教师对医学英语的引导和传授作用，这一点与邹漫云（2012）、马雁（2009）等人的调查结果相吻合。

在访谈中，三方共同的观点集中体现在通过使用具有实用性的最新医学英语教材来开设医学英语课程，增加医学英语词汇量，重点加大对医学英语读、译、写能力的培养。访谈内容与调查问卷内容基本吻合。

通过汇总问卷和访谈结果可知，三方中大部分都同意对医学硕士研究生采用原版最新医学英语教材，以必修课方式为主，主要在第一学期由具备医学知识的英语教师采用课堂授课为主的模式来开设医学英语课程，重点培养学生的读、写、译能力，为日后在专业领域的深入发展打下基础。总之，通过调查发现，我校医学硕士研究生对医学英语有着强烈的需求，进一步反映了开设医学英语课程的迫切性。

二、个案分析：本科生对医学英语的需求调查

在第一学期末，对我校医学院 2018 级本科新生进行了医学英语的需求问卷调查，问卷调查人数 350 人，实际回收 332 份，回收率为 94.86%；学生的四级通过率为 42.36%，六级通过率为 6.84%。其他问卷结果如下。

（1）在医学英语的选修意向方面，31.43% 的人表示"非常愿意"、26.32% 的人表示"比较愿意"，这说明学生对医学英语的兴趣较高。

（2）在医学英语的学习目的方面，"有利于求职"和"有利于专业发展"的占 83.62%，但"为了学分"的占 13.13%，说明大部分学生选修医学英语具有理性思考，但不乏有混学分的情况。

（3）在医学英语的教学重点（多选）方面，90.23% 的人主张放在"医学英语词汇量"上，22.85% 的人主张放在"医学文献阅读速度"上，32.17% 的人主张放在"医学知识的增加"上，这意味着大部分学生选课具有很强的目的性。

（4）在医学英语开设学期数量方面，28.57% 的人主张应开设 1 学期，51.37% 的人主张应开设 2 学期，14.28% 的人主张应开设 3 学期，多数学生主张多学期开设医学英语课程，这意味着学生对其需求较大。

（5）在医学英语开课时间方面，60.28% 的人主张在第 3 学期，31.65% 的人主张在第 2 学期，学生的回答具有一定的现实考量，因为医学英语涉及一些医学专业内容，所以开课太早不利于医学英语的学习。

（6）在医学英语系列课程开设时间方面，46.67% 的人主张医学人文课程应在第 2 学期开设，48.31% 的人主张医学术语课程应在第 3 学期开设，学生的回答具有一定的理性分析因素，体现了循序渐进的课程开设特点。

（7）在医学英语开课学时方面，42.32% 的人主张以 32 学时为宜，48.65% 的人主张以 48 学时为宜，因为本科生还未大量接触文献阅读，所以其对此的回答具有一定的主观性。

（8）在医学英语课程性质方面，64.28% 的人主张是"专业选修课"，

30.16%的人主张是"专业必修课"，这体现了学生对医学英语课程的重视。

（9）在医学英语所使用的教材方面，54.35%的人主张"选用原版医学英语教材，配以适当的中文解释"，38.45%的人主张"选用国内编写的教材，突出医学词汇的扩充"。

（10）在医学英语师资方面，"具有医学背景的英语教师"的比例（32.12%）略高于"英语能力较强的专业教师"的比例（26.26%），但35.23%的人主张"英语教师和专业教师的结合"，这与硕士研究生的回答基本相同，折射出医学英语师资队伍有待完善。

（11）在医学英语授课方式方面，56.24%的人主张"以教师讲解为主，同时鼓励学生参与的课堂方式"，说明学生虽然依赖传统的授课方式，但有较强的课堂活动参与性，符合以教师为主导、以学生为主体的教学理念。

通过开放式问卷调查得知，学生反馈的情况与客观的问卷调查基本趋同，本科生同硕士研究生一样，都对医学英语教学有较高的期望值，尤其是对医学文献阅读速度的提高有着迫切的需求。阅读速度的提高离不开医学术语和医学人文等前导课程的铺垫，这两方面课程在日后的教学实践中应逐一开展。

三、全国医学英语需求调查

虽然以上对硕士研究生和本科生的需求问卷调查是个案调查，但从全国的医学院校来看，同样也存在着对医学英语较高的需求热度。

在本科生层面，杨洋（2012）对5所医学院校的300名医学专业本科生进行了问卷调查，结果发现：70%的学生想提高专业文献的阅读能力，40%左右的学生对听、说、写、词汇和翻译等语言技能有需求，58.7%的学生希望教师以英语授课为主、以汉语解释为辅。曲景秀（2010）对牡丹江医学院的450名本科生进行了问卷调查，结果发现：82%的学生认为开设医学英语课程是必要的；42%的学生是为了提高自身综合素质，21%的学生是为了获得学分，28%的学生是为了考研和就业；51%的学生想提高阅读能力，35%的学生想提高听、说能力。严蕙蕙和林正铧（2022）对浙江大学医学院的90名学生进行了问卷调查，结果发现：分别有35.6%和32.2%的学生认为医学英语课程的开设"非常必要"和"比较必要"等。

在硕士研究生层面，余金、张继波和范静怡（2020）对武汉大学的95名医学硕士研究生进行了问卷调查，结果表明：81%的学生认为开设专业英语课程有必要；37%的学生是为了能力提升，20%的学生是为了工作实用，37%的学生是为了获得学分；学生对专业英语技能的需求主要是专业词汇、文献阅读、科研写作等。吴修玲和李洁（2016）的调查结果显示：大部分医学专业硕士研究生对医学英语感兴趣，表示需要加强专业英语读、写、听和说的能力。

专科层面，江慧(2015)对安庆医药高等专科学校的156名学生进行了问卷调查，结果表明：50.5%的学生认为"学习医学英语比较有必要"，28.9%的学生认为"学习医学英语非常有必要"；65%的学生学习医学英语是为了丰富医学知识，30%的学生学习医学英语是为将来从事医学工作打下基础，5%的学生仅仅是为通过考试等。

总之，无论是医学专业的本科生、硕士研究生，还是专科生，虽然各校对医学英语的需求回答不尽相同，但都展示出对医学英语教学的强烈愿望，因而出现了全国为专科生、本科生、硕士研究生及博士研究生阶段开设大面积公共医学英语课程的占比分别为20.00%、86.67%、60.00%和37.78%的情况(陈向京，2019)，由此可见，医学英语教学已成为医学院校不可或缺的组成部分。近几年，教育部对医学专业进行认证时，也十分关注学生对医学英语的掌握情况。医学英语的需求问卷调查，为有效实施医学英语教学奠定了良好的基础。

第二节　医学英语教学概述

医学英语是与国际化接轨的"直通车"，有利于学生掌握医学领域的最新动态，从而提升本国的医疗健康水平，为此，世界各国都在积极探索医学英语教学工作。

一、国外医学英语教学概述

美国、英国、法国、澳大利亚、加拿大、新西兰等英语国家都开设了医学英语课程，其授课内容多为医学英语词汇学和医学英语写作(如病例、处方、诊断证明和论文等)，授课方式为讲座、选修或自学，配有相关教材和网站作为辅助，如美国的加州大学圣地亚哥分校连续4周开设医学英语词汇课程(任欢，2020)。非英语国家的日本、韩国、匈牙利、古巴、罗马尼亚、智利、瑞典等国家也开设有医学英语课程，其授课方式为选修或必修，开设1－4学期(白永权，2021)，课程内容主要为医学英语词汇、医学会话、医学阅读和写作等(张女丹、王晶，2012)。日本的医学院校大学生自大学一年级到研究生阶段会连续接受医学英语教育，年均约100学时(程井军、闫庆军、吴其恺，2010)。但因为现能查找到的国外医学英语教学的资料有限，所以对其医学英语教育的了解较少。

二、国内医学英语教学概述

目前国内对医学英语教学的探讨多集中在以医学词汇、医学论文写作、医学文献阅读等为主的教学内容方面（王伟，2017）、以"公共英语 + 医学英语"为主的"一体两翼"教学模式方面（崔校平、史成周、徐延宝，2013；张女丹、刘宓，2011）及以"自主学习 + 集中培训"等为主的师资培训方面（宋萍、蔡郁，2012；姜莉、王茹，2013；王长友，2018）。因为缺乏统一的教学大纲，所以医学英语的授课学时、授课学期和授课内容呈现出因校而异的情况。随着 ESP 教学模式的兴起，近几年医学英语教学已成为医学院校教学的热点。

从 20 世纪 60 年代至今，我国医学英语教学已走过 60 多年的历程。虽然医学英语教学已取得长足进步，但并没有形成较为完善的体系，仍处于探索之中。据陈向京于 2019 年 9 月 21 日在西安举办的"2019 年全国医学英语院长系主任论坛暨 2019 学会年会"上所做的《全国医学英语教育教学现状及对策》，目前国内医学英语教学情况如下。

（1）有关医学英语专业的开设情况：37% 的院校开设了医学英语方向的本/专科专业，学制 3 ~ 5 年，年招生人数 30 ~ 40 人；10% 的院校开设了医学英语方向的研究生专业，包括学术型硕士和专业型硕士，学制 2 ~ 3 年，年招生人数 20 ~ 30 人。

（2）有关公共医学英语课程的开设情况：针对专科生阶段、本科生阶段、硕士研究生阶段及博士研究生阶段开设的公共医学英语课程的占比分别是 86.67%、60.00%、37.78% 及 20.00%，未开设公共医学英语课程的主要原因包括缺乏相应的医学英语师资力量（61.54%）、大学英语教学几乎占据全部课时（77.00%）、培养方案和教学大纲尚在制定和完善中（17.69%）等。

（3）有关医学英语教学的主要内容：如医学术语/词汇（97.78%）、医学科普文章阅读（77.78%）、基础医学课程材料阅读（57.78%）、医学英语翻译（55.56%）、临床医学英语会话听说（51.11%）、医学期刊文献阅读（48.89%）及生物医学期刊论文写作（42.22%）等。

（4）有关医学英语课程的授课教师组成：自学过医学英语的公共课英语教师占 80.00%，接受过医学英语教育的专业英语教师占 62.22%，英语水平较好的医学专业教师担任占 28.89%，其他占 4.44%。

（5）有关医学英语的研究成果：医学英语的研究群体多为医学院校的英语教师；在研究成果中，其论文虽在数量上呈上升趋势，但高水平成果少；在出版的图书中，教材居多，而专著较少。近 20 年已出版的有关医学英语的教材有 300 多部，而专著除了黄宝燕编著的《公共医学英语教学概论》外屈指可数；目前有关医学英语教材建设存在理论研究不足、语言与专业缺乏有机结合、立体化教材建设期待加强等问题，可见医学英语教材虽出版数量众多，但高质量的规划教材较少。总之，目前医学英语的研究成果所存在的问题是量多而质不高。

第三节　医学英语教学的困境

始于 20 世纪 60 年代的我国医学英语教学，在 20 世纪 80 年代中期由于受大学英语四、六级考试的影响而热度下降，从 20 世纪 90 年代开始，医学英语教学又重新恢复起来。在 21 世纪之前，国内基本上是以公共医学英语教学为主；进入 21 世纪之后，我国医学英语教学的环境发生变化，出现了公共医学英语和医学英语专业并存的局面。

一、医学英语教学环境的变化

1. 变化之一：高校合并

在 20 世纪末和 21 世纪初，我国掀起了高校合并的浪潮，其中公办医学本科院校的数量已从 2013 年的 150 所（赵贵旺，2013）减少到 2020 年的 77 所（中华人民共和国教育部，2020），原卫生部 11 所部属医科大学中的 10 所都已经合并到综合性大学中（孙庆祥，2019）。据统计，该时期国内有近 50% 的公办医学本科院校合并到了综合性大学之中。

《大学英语教学指南（2020 版）》要求"大学英语教学的主要内容可分为通用英语、专门用途英语和跨文化交际三个部分"。医学英语是专门用途英语的一支，是大学英语教学的组成部分。合并后，综合性大学的大学英语教学往往实行全校统筹，即全校范围内不分专业特点的"一刀切"式的教学安排。这种"一刀切"式的教学安排，致使医学英语教学不仅要面临教学大纲缺乏、课程定位不明确和师资缺乏等老问题，还要面对新困境。这种新困境表现如下。首先，全校教学统筹与医学院对英语的需求脱节。大学英语教学具有人文性和工具性，就医学院而言，其语言的工具性属性略大于人文性属性。在通识英语的基础上，应开设以需求为导向的医学英语系列课程，而综合性大学的全校大学英语教学"一刀切"式的教学管理，忽略了学科需求，很大程度上束缚了医学英语教学的有效开展。其次，组建合作教学的难度增大。由于受学科壁垒的限制，医学专业内容的教学和英语语言内容的教学分属不同专业的教师负责。医学英语是医学与英语相结合的跨学科教学，在英语教师成为国内 ESP 教学主流的情况下，英语教师在授课过程中不可避免地会遇到医学专业知识的困惑，因而搭建校本教师共同体来开展合作是大势所趋。然而，目前师资人员是以院系为单位进行管理，人员的组织分割和各学院地理位置的区隔会阻碍合作教学机制的运转，再加上综合性大学的学科和组织机构众多，因而组建合作教学的难度要比独立的医学院校大。

通过对 2021 年第二届"思创杯"全国医学翻译大赛和 2022 首届全国医学英语写作大赛的相关数据的统计发现，约 80.69% 的获奖学生来自独立的医学院校，而仅有约 19.31% 的获奖学生来自综合性大学及其他单位，造成这一局面的主要原因与综合性大学的大学英语教学全校统筹、难以开展合作教学和师资缺乏等有很大的关联。

2. 变化之二：新增医学英语专业

据张虹(2015)统计，在 2000—2009 年，国内有 48 所医药院校开设了医学英语专业(表 6-1)，按照年份统计如下：2000 年开设医学英语专业的医学院校有 3 所(泸州医学院、湖南中医药大学、中国药科大学)，2001 年开设医学英语专业的医学院校有 5 所(如南京中医药大学、山西医科大学、泰山医学院等)，2002 年开设医学英语专业的医学院校有 6 所(如北京大学、重庆医科大学、贵阳医学院等)，2003 年开设医学英语专业的医学院校有 9 所(如北京中医药大学、成都中医药大学、南京医科大学等)，2004 年开设医学英语专业的医学院校有 5 所(如黑龙江中医药大学、广州中医药大学、牡丹江医学院等)，2005 年开设医学英语专业的医学院校有 2 所(南方医科大学、上海中医药大学)，2006 年开设医学英语专业的医学院校有 10 所(如内蒙古医科大学、天津医科大学等)，2007 年开设医学英语专业的医学院校有 3 所(如江西中医药大学、广东医学院等)，2008 年开设医学英语专业的医学院校有 2 所(江西中医学院、广西医科大学)，2009 年开设医学英语专业的医学院校有 3 所(如包头医学院、昆明医科大学海源学院等)。在上述医学英语专业中，其课程设置侧重英语的有 44 所，侧重医学的有 4 所；其培养目标是复合型的有 23 所，培养目标是应用型的有 15 所，培养目标是学术型的有 6 所，培养目标不明确的有 4 所。

表 6-1　医学英语专业开设时间(张虹，2015)

开设年份	医学院校	院校数量(所)
2000	泸州医学院、湖南中医药大学、中国药科大学	3
2001	长春中医药大学、南京中医药大学、陕西中医药学院、山西医科大学、泰山医学院	5

开设年份	医学院校	院校数量（所）
2002	北京大学医学部、重庆医科大学、贵阳医学院、山西中医学院、温州医科大学、遵义医学院	6
2003	北京中医药大学、滨州医学院、成都中医药大学、川北医学院、南京医科大学、山东中医药大学、潍坊医学院、新乡医学院、浙江中医药大学	9
2004	黑龙江中医药大学、河南中医学院、湖北中医药大学、广州中医药大学、牡丹江医学院	5
2005	南方医科大学、上海中医药大学	2
2006	长沙医学院、福建医科大学、赣南医学院、河北联合大学冀唐学院、济宁医学院、辽宁中医药大学、内蒙古医科大学、天津医科大学、温州医科大学仁济学院、新疆医科大学	10
2007	江西中医药大学、广东医学院、新乡医学院三全学院	3
2008	江西中医学院、广西医科大学	2
2009	包头医学院、昆明医科大学海源学院、右江民族医学院	3

总之，进入 21 世纪后，随着医学英语教学环境的变化，医学英语的教学困境增大。

二、医学英语教学困境的表现

无论是 21 世纪之前的公共医学英语教学，还是 21 世纪之后的医学英语专业与公共医学英语并存的教学，其面临的主要新、老困境表现如下。

（1）缺乏医学英语教学大纲。虽然历次的大学英语教学大纲一直重视对科技英语、专业英语、专门用途英语的教学，但迄今为止，并没有出现统领全国医学英语教学的大纲，致使不同院校的医学英语教学各自为政。2019 年成立的全国性的"中华医学会全国医学外语学组"和 2023 年成立的"全国医学英语课程群虚拟教研室"，在一定程度上能引领全国医学英语教学，但由于是高校间的群众性学术机构，不具有行政指令，因而学界依旧翘首以待医学英语教学大纲的出现。

（2）缺乏医学英语师资队伍。虽然医学院校对医学英语教学有着迫切需求，但师资队伍（尤其是合格的师资队伍）的短缺已成为制约医学英语教学的

"瓶颈"，从而影响了医学英语的教学质量。因为医学英语教师既要具备一定的医学知识，又要掌握较好的语言知识，备课量大且教学科研成果被认可度低，所以导致教师不愿意转型进行医学英语教学，继而出现了师资队伍匮乏这一全国共性问题。

（3）高校合并后大学英语教学的"一刀切"影响了医学英语教学的开展。高校合并的目的在于优化教育结构，整合教育资源，实现校与校之间、学科与学科之间的优势互补，通过强强联手提高办学水平。而合并后的综合性大学，其大学英语教学的"一刀切"成为制约医学英语教学发展的问题，因而解决大学英语"一刀切"式的教学安排，是综合性大学提高内涵式发展所面临的主要问题之一。

（4）医学英语教材建设滞后。自60年代以来，虽然国内医学英语教材建设已取得很大进展，如2000—2013年已出版教材355本（王连柱，2016），但出版教材的质量并不理想，其中精品化教材和规划教材的数量屈指可数（笪立，2015），影响了医学英语教学的推进。

（5）大学英语的课时缩水。近几年来，国内高校对大学英语课程的课时不断压缩，除了部分独立的医学院校（如天津医科大学、首都医科大学、南方医科大学、河北医科大学等）课时较为充足外，其他高校大学英语课程的课时不断减少，教学成果难以得到有效保障。

（6）教学方法落后。在信息化时代，包括医学英语在内的大学英语教学基本上还是采用教师讲、学生听的传统教学方法，没有很好的利用慕课、微课等网络资源，因而与信息时代脱轨，教学方法的创新有待提高。

（7）课程建设混乱。因缺乏教学大纲，医学英语课程的开课时间、授课内容、授课学时、课程属性等各校各自为政，课程设置处于松散状态，医学英语课程的设置应是本、硕、博阶段有序衔接，难度逐渐递增，但缺乏"一体化"的课程衔接，甚至出现了课程设置不断重复的现象。

（8）班级规模过大。因为部分学校对医学英语教学的定位不足和重视不够，所以使其医学英语班级的人数过多，出现大班授课情况，不利于课堂活动的开展，进而在一定程度上影响了教学质量等。

陈向京（2019）对医学英语教学所面临的主要问题的调查表明：66.67%的人认为是缺乏统一的正规医学英语师资培训，57.78%的人认为是缺乏精通医学英语的授课教师，60.00%的人认为是课时受压缩、学时不足，51.11%的人认为是缺乏高水平的教学资源，37.78%的人认为是缺乏权威的专用教材，15.56%的人认为是教材陈旧、难以体现时新性等，22.22%的人认为是缺乏医学英语教学大纲，22.22%的人认为是专、本科及研究生阶段的课程衔接欠佳，51.11%的人认为是班级学生人数过多、教室拥挤。

上述教学困境严重阻碍了医学英语教学的有效开展。为助力卓越医学人才的培养和实现医疗强国，"兵马未动，粮草先行"，英语教学指导委员会层面、学会层面、学校层面和学院层面都应引起重视，提前做好相应准备。

第七章 医学英语教育
有效举措之政策支撑

政策支撑是顺利开展医学英语教学的基础和保障。医学英语教学要走得更快、更高、更远，就离不开各层面政策的支持。国家已从宏观层面为 ESP 教学指明了方向，大学英语教学指导委员、学会、学校和学院应从中观和微观层面为医学英语教学的有效实施出台政策，加以扶持。

第一节 教学指导委员会层面

全国性的医学英语教学大纲是开展医学英语教学的纲领性文件，能有效引领全国医学英语教学活动。虽然从 1999 年的《大学英语教学大纲(修订本)》、2007 年的《大学英语课程教学要求》、2017 年的《大学英语教学指南》，到 2020 年《大学英语教学指南》，历次大学英语教学大纲对与专业相关的英语教学的要求逐渐清晰(黄国维，卢凤香，2021)，但在这长达 20 多年的时间中，教学指导委员会层面一直没有出台指导全国医学英语教学的大纲，这在一定程度上影响了医学英语教学的有效开展。

为了缩小我国与国际先进医疗水平的差距，医学英语教育将成为我国医学教育的刚性需求。教育部高等学校大学外语教学指导委员会可通过制定医学英语教学大纲、下设分会(如医学英语教学指导分委员会)，借助 2019 年在西安成立的全国性的"中华医学会全国医学外语学组"或 2023 年的"全国医学英语课程群虚拟教研室"的专家力量，针对不同的学历层次(专科、本科、硕士和博士)专门研制相应的医学英语教学大纲，从而引导我国医学英语教学的有序开展和步入正轨，结束医学英语教学的长期无序状态。

第二节 学会层面

为更好地开展医学英语教学和提升教学效果，参考陈向京（2019）的倡议，可由"中华医学会全国医学外语学组"牵头和协调。

（1）通过在学会内访学，为全国医学英语教师提供全面、系统的师资培训，进而解决师资短缺问题。

（2）通过建立医学英语科研基金项目、创办医学外语学术专刊、扶持医学英语学术专著出版等形式，来完善学术科研支持体系。

（3）通过出台医学英语教学指导意见、开发衔接性较强的"一体化"课程体系、丰富医学英语教学资源和形成行业内认可度较高的教学测试体系等方式，来提升医学英语教学质量。

（4）通过研发医学英语在线学习平台、录制高水平慕课或微课、建立医学英语资源库和联合编写高质量系列教材等形式，来共享优质教学资源。

进入 21 世纪以来，尤其是近几年来，学会在医学英语教学方面发挥着越来越大的作用，在全国医学英语教学大纲未出台之前可起到很好的带动和引领作用。

第三节 学校层面

学校在实施医学英语有效教学的过程中起着承上启下的作用，对上要落实教学指导委员会的指导文件，对下会影响学院的教学行为。目前，医学英语教学正在全国稳步进行中，为培养卓越医学人才，医学院校（尤其是含有医学院的综合性大学）应对医学英语进行明确定位，充分认识到医学英语教学对医学人才培养的意义。为此，学校层面应给予医学英语教学充分的重视，从政策上进行扶持和倾斜。

一、激励教师，投身教学

医学英语教师要同时具备医学知识和语言知识，备课量大且教学、科研成果被认可度低，导致其不愿意尝试进行医学英语教学，继而出现师资队伍匮乏这一共性问题。为有效开展医学英语教学，学校可出台政策激励教师从事医学英语教学，具体举措如下。

（1）提高教学工作酬劳标准。因为医学英语备课付出的时间是通用英语的几倍，所以学校应提高医学英语教学工作的酬劳标准。

（2）完善教学、科研成果认定制度。因为国内至今没有医学英语的核心期刊，所以学校可把国内影响力较高的医学英语期刊认定为校内核心期刊（如《中国高等医学教育》《中华医学教育杂志》《医学教育研究与实践》等行业内影响因子较高的期刊）。

（3）增加对师资培训和科研经费的支持力度。学校应提供充足的医学英语师资培训经费，加大对教师参加学术会议和外出进修等的支持力度。

二、一院一策，自主安排

"大学英语教学应贯彻分类指导、因材施教的原则"（大学英语教学指南，2020）。在综合性大学中，各学院学生的英语基础和对大学英语教学的需求不尽相同，因此，应把大学英语教学的全校统筹改为"一院一策"，即各学院结合人才培养的实际需要和学科特点，提出对英语的人才培养需求。大学外语部基于各学院的需求，根据师资力量的实际情况制订对应的课程设置方案，最后与各学院沟通方案后实施教学。就医学院校而言，在通识英语教学的基础上，可通过通识必修课和通识选修课形式，逐渐开设医学人文、医学术语、医学阅读、医学听说、医学论文写作等系列课程，基于需求确定授课学期、学时和课程属性等。

第四节　学院层面

学院是学校政策的执行者和落实者，是实施医学英语教学的主体。在学校的重视和支持下，学院应出台对应的举措来配合学校，使医学英语的有效教学在医学院校（尤其是综合性大学）中落地生根。

一、分流教学，组建团队

学院可根据大学英语教师的兴趣和研究方向，对其进行分流教学，固定专人为医学院校的英语教学提供长期服务：一方面，这样有利于教师基于学生的英语水平开展精准教学和确定自己的研究方向；另一方面，这样有利于教师积累专业知识。目前英语教师是国内医学英语教学的主体，英语教师从事医学英语教学时，需要积累一定的专业常识来提升教学自信，而专业知识的积累需要周期，因此教师队伍应相对固定。如果申请从事医学英语教学的师资人数过多，那么在学院的主导下可按横向原则或纵向原则组建教学团队（中心）。横向原则即根据医学院校的学生数量确定医学英语的教师人数；纵向原则即按职称、年龄等构建梯队型团队，学院选定医学英语教研室负责人，由该负责人带领团队有序开展医学英语的教学研究活动。

二、需求导向，分层分类教学

医学院校的人才培养涵盖了本科生和研究生。学历层次的不同意味着其人才培养目标的不同：本科教育主要是为了培养具有从事本专业工作能力和初步科学研究能力的人才；硕士教育主要是为了培养具有从事科学研究和独立担负专门技术工作能力的高级人才；博士教育主要是为了培养具有独立从事科学研究能力、在科学或专门技术上能做出创造性成果的高端人才。其中研究生的培养类型又分为学术型硕士和专业型硕士。学术型硕士主要培养学术研究型人才，重点培养学生科研创新工作的能力和素质；专业型硕士主要培养应用型人才，强调理论与应用的结合。不同层次和不同类型的学生对医学英语需求的侧重点有所不同，因此，学院应基于需求导向，针对不同层次、不同类别的学生实施医学英语的分层分类教学。

三、院际合作，推进教学

医学英语教学需要教师掌握语言和专业两方面的知识。受学科分工细化和教师知识面缺乏的限制，无论是医学教师还是英语教师，目前都难以独自胜任医学英语的教学重任，因此，倡导由学校牵头组建由医学院的专业教师和外国语学院的英语教师构成的合作教学团队。这样一方面有助于解决英语教师在备课过程中遇到的医学专业问题；另一方面有助于双方共同协商医学英语的课程设置，包括授课内容、授课学期、课程属性（选修或必修）、授课学时等，如在本科的第 2 学期以选修形式开设医学人文课程，在本科第 3 学期以必修形式开设医学术语课，在研究生的第 1 学期和第 2 学期以必修形式分别开设医学文献阅读和论文写作等，这样有助于逐步有序推进医学英语教学，能够体现"一体化"的课程设置理念。

医学英语已成为医学院校学生的刚性需求。在教学指导委员会、学会、学校和学院共同政策的激励下，医学英语的教学环境将会极大改善。在未来，医学院校（尤其是综合性大学）的医学英语教学质量将会得到提升，国际化医学人才培养的进程将会加快，我国医疗强国建设的基础也会得到夯实。

第八章 医学英语教育有效举措之教师发展

"巧妇难为无米之炊"，师资队伍建设是有效实施医学英语教学的另一保障和基础。要解决医学英语师资不足的问题，应加大对教师发展和培养的支持力度。为激励教师向医学英语教学方向转型，相关部门可利用奖励性绩效、教师培训学分制等政策，激励教师多参加培训和自主学习，不断提升业务水平。例如，师资培训学分制可规定：每次出国培训或攻读博士学位得 5 分，国内的外出培训得 3 分，校本培训得 2 分等，要求教师每年总计达到相应的学分后，才能作为获得奖励性绩效的条件之一。

第一节 教师发展之个体行为

个体行为是指个体的自我发展。自主学习不仅是教师对学生提出的希望和要求，而且是教师自身完善知识结构和提升能力素质的重要途径。建构主义理论认为，知识是由个体自身建构的，而不是由其他人传递的。基于这种理解，教师应主动发展自身，建构合理的知识结构。在英语教师成为医学英语教学主流的情况下，英语教师可通过以下途径实现医学知识的自我提升。

一、旁听学习

有志从事医学英语教学的英语教师，可以主动旁听医学专业的主干课程，如人体解剖学、组织与胚胎学、生物化学、生理学、微生物学、免疫学、病理学、药理学、诊断学、内科学、外科学、妇产科学、儿科学等，制订旁听计划，每学期选听 1 或 2 门专业课，力争 2~3 年内完成医学专业主干课程的学习任务。

二、网络自学

在网络化时代，英语教师可借助慕课、微课或其他网络资源，逐渐弥补医学知识的空白，如通过中国大学 MOOC(慕课)国家精品课程在线学习平台等知名网站的资源，来丰富医学知识和增加教学自信。在初次讲授医学英语课程之前，英语教师可先从网络或书本中自学与本章内容相关的基本医学知识，然后再去备课，这样即使比较复杂的医学内容也会变得明确，理解起来便会更顺畅。如果对教材中的每章内容都通过该方法来学习，那么英语教师就能够逐渐了解和掌握基本的医学知识，从而增强了教学自信。

第二节　教师发展之学校行为

如果说自我发展是个体行为，那么学校行为则包括本地培训(校本培训、实践培训、共同体学习)和外出学习等。

一、本地培训

1. 校本培训

校本培训是 20 世纪 90 年代初期由欧洲教师教育协会提出，是指源于学校课程和整体规划的需要，由学校发起，旨在满足教师工作需要的校内培训活动。校本培训是一种既经济又便利的师资培训方式，它可帮助教师构建和丰富自己的知识体系，可扩展与提高教师的专业知识和专业技能。校本培训需要院校提供相应的平台，利用本校便利的师资力量，对相关教师，尤其是对其他学科的教师，打破专业壁垒的界限，进行按需培训。对英语教师的医学知识的培训，每周可在固定的时间内进行授课，每学期末可进行期末考核，以获取医学英语任课的理论基础。短期来说，校本培训可先按照医学英语教材内容的顺序进行，逐一就每单元的内容进行专题讲座。教材上的医学知识讲座完毕后，再逐渐扩充到其他的医学主干课程，最终会使英语教师对医学知识形成较为完整的体系。据了解，河南中医药大学、长春中医药大学、广州中医药大学等已经为英语教师举办了中医药知识培训班，在英语教师的校本培训方面进行了有益的尝试。

2. 实践培训

医学专业是实践性很强的学科，理论培训是实践的基础。理论课培训结束之后，校方出面协调附属医院，在不影响医院正常工作的情况下，组织理论课合格的英语教师到医院进行观摩学习，就像医院对全科医师的培训一样，到各科室轮转，跟随临床医生学习，通过具体的病例来巩固医学基本知识。当每个科室轮转结束时，由指导医生给出相应的观摩学习优、良或差的评价等级，最后汇总所有科室指导医生的评价，交到学校主管部门，结合理论课学习成绩，最终给予英语教师医学英语课程的任课资格。为取得更好的培训效果，实践培训的时间应在半年到一年为宜。

3. 共同体学习

如果说校本培训是定期学习，那么教师共同体则是具有一定宽松度的灵活学习方式。教师共同体始于 20 世纪 80 年代，目前是一个泛化的概念，类型众多（于泽元，2016），学界对此并未达成一致的看法。本书所指的教师共同体是在学校推动下，立足本校，基于教师共同的目标和兴趣，在自愿、平等、长效合作的原则下，由本校的医学专业教师和英语教师本着"合作、互动、发展、共赢"的核心理念，组成官方合作组织，即医学英语教师共同体。医学教师可以从中丰富英语语言知识，为其参加国际学术交流、撰写英文论文打下基础；而英语教师可以从中弥补和扩展医学专业知识，解决医学英语教学的师资匮乏问题。双方各取所需，最终达到相互取长补短和互利双赢的效果。

为顺利组建教师共同体，学校可从以下方面着手。首先，学校要出面搭建官方教师共同体平台。因为曾尝试过的民间自发形式的共同体不具有持久性，所以学校应组建官方教师共同体。其次，学校要激励教师参与教师共同体。医学英语教学费时费力，致使教师参与医学英语教学的积极性不高，因此应激励教师参与到教师共同体中来。最后，学校应提供教师共同办公的场所。医学教育涉及 70 多门课程，英语教师在备课过程中不可避免地会遇到医学专业问题，在求助医学专业教师进行释疑时，需要具备一定的办公场所。目前，师资队伍是以学院/系为单位进行管理，为便于医学教师和英语教师及时沟通和交流，学校应整合办公资源，提供让双方教师共处一室或相邻办公的空间，这样双方教师可以在工作时间随时随地地向对方请教问题，答疑解惑。

二、校外学习

学校要提供一定的配套经费，不定期地选派教师到医学英语课程开设较早且较好的兄弟院校（如复旦大学、首都医科大学、西安交通大学、河北医科大学、南方医科大学、广西医科大学、哈尔滨医科大学等）进修学习。同时，学校应鼓励教师多参加医学院校间举办的医学英语研讨会，尤其是师资培训会。中华人民共和国成立后，尤其是 21 世纪以来，国内已举办过多次与医学英语教育相关的研讨会（详见第五章第三节的"二、医学英语发展"）；就师资培训而言，仅 2021—2022 年首都医科大学就连续举办了 10 期医学英语专题师资培训研讨会。无论是进修学习，还是交流会/培训会，都为同行交流搭建了一个很好的平台，有利于信息交流、取长补短和共同发展，有利于丰富个人知识框架，提升医学英语教学本领，因此，医学英语教师要定期跟踪和医学英语相关的各种会议/培训。

英语教师从事医学英语教学应掌握何种程度的专业知识？针对这个问题，Hutchinson 和 Waters（1987）指出，英语教师要具备该专业的基础知识、了解基本原则。这也就是说，英语教师只要具备一定的医学专业基本常识即可，不要求是该领域的专家。

医学英语课程类型众多，如医学英语术语课、医学英语阅读课、医学英语听说课、医学英语写作课等，为保证教学质量，经过培训后，教师可根据自己的兴趣和研究方向，明确授课课程，以使授课更具有针对性和科研方向更明确。

第九章 医学英语教育有效举措之教材建设

　　程晓堂(2002)在《英语教材分析与设计》中指出,"广义的教材指课堂上和课堂外教师和学生使用的所有教学材料,不一定是装订成册或正式出版的书本,只要有利于学习者增长知识或发展技能的材料都可称为教材。狭义的教材就是教科书。"在此我们采用狭义的教材概念。

第一节 医学英语教材建设现状

　　虽然王连柱(2016)基于中国国家图书馆官网的统计结果是"从2000年到2013年,我国共计出版了355种医学英语教材,平均每年出版约25种",但通过统计当当网上所销售的书籍资料,去除同一教材的不同版本、医学英语的词(辞)典、教学参考书、考试升学类工具书和中医、护理、药学类教材,2000年1月—2020年12月出版的医学英语教材有328种(对图书筛选方式的不同致使数量有所不同)。在此基于这328种医学英语教材进行研究,按显性指标和隐性指标对教材进行梳理,其统计结果如下。

一、按显性指标汇总

1. 出版时间

从图9-1可见,虽然医学英语教材的出版数量每年都有波动,但是在总

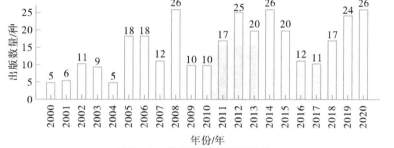

图9-1 出版时间与出版数量

体上呈逐年递增的趋势，尤其是从 2005 年开始，其出版数量明显增多。教材出版数量的增多意味着对医学英语教学研究的增多，也映射出医学英语在医学院校的活跃程度的增大。

2. 出版社

近 20 年来，出版医学英语教材的出版社共有 59 个。从图 9-2 可见，出版 5 种及 5 种以上医学英语教材的出版社有 18 个，主要集中在具有深厚医学背景与外语背景的上海、北京和南京等地，如复旦大学出版社、人民卫生出版社、科学出版社、协和医科大学出版社、世界图书出版公司、中国医药科技出版社、外语教学与研究出版社、南京大学出版社和高等教育出版社等。

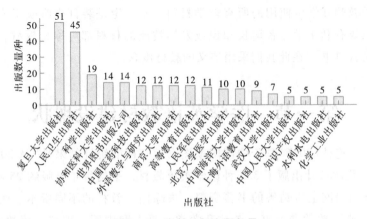

图 9-2 出版社与出版数量

3. 出版形式

医学英语教材的出版形式包括纸质教材和电子教材两种。在 328 种教材中，电子教材有 13 种(含纸质 + 电子教材 11 种、电子教材 2 种)，占教材总数的 3.96%；纸质教材有 315 种，占教材总数的 96.04%。在这 13 种电子教材中，涉及词汇类的有 4 种，涉及听说类的有 2 种，涉及读写译类的有 2 种，涉及临床类的有 2 种，涉及其他类的有 3 种。电子教材在数量上虽不显著，但医学英语教材出版朝电子化方向发展的趋势已显现出来(图 9-3)。

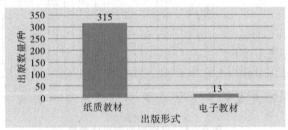

图 9-3 出版形式与出版数量

4. 出版来源

医学英语教材按出版来源可分为国外引进(含国内外合著)教材和国内自编教材两类。国外引进(含国内外合著)教材有 22 种，占教材总数的 6.71%，其中技能类教材有 5 种(会话 4 种、读写 1 种)，专科类教材 6 种(产科 2 种、口腔 1 种、外科 2 种、检验 1 种)，其他类教材 11 种。国内自编教材有 306 种，占教材总数的 93.29%。由此可见，医学英语教材从出版来源看主要以国内自编为主。虽然国外引进(含国内外合著)教材数量不多，但呈现出了引进(含国内外合著)教材增多的趋势(图 9 - 4)。

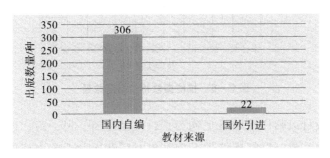

图 9 - 4　教材来源与出版数量

二、按隐性指标汇总

对 328 种医学英语教材按编排方式进行分类，可将其概括为技能类教材、ESP 类教材和其他类教材(图 9 - 5)。

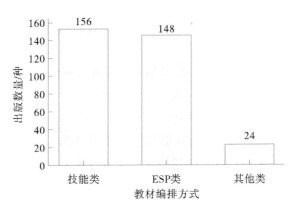

图 9 - 5　教材编排方式与出版数量

1. 技能类教材

技能类教材共有 156 种，就教材内容的侧重点而言，主要涉及听、说、读、写、译 5 种技能。从图 9-6 可见，虽然技能类教材的数量不等，但教材已涵盖了 5 种技能，其中医学英语综合类和视听说类的教材出版数量较多。

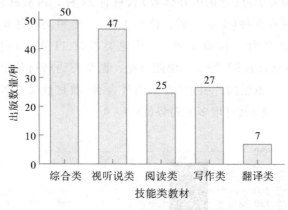

图 9-6　技能类教材的出版数量

综合类教材以临床医学常见病为主，但缺乏听、说、写、译和基础医学内容。视听说类教材以临床情景下的医患对话和医师会诊交流为主，也涉及了相关健康保健、医疗服务的对话和少数基础医学的会话。令人欣喜的是，在视听说类教材中，出现了专科（如口腔、妇产、耳鼻喉等）临床会话内容。阅读类教材多侧重健康、保健、疾病预防等医学人文或临床知识，涉及医学基础内容的教材较少。写作类教材主要涉及英文病历、护理记录、转诊信、药品说明书、医学证明、医用广告、住院病例报告、门诊病历报告等医学应用文写作和摘要、文献综述、病历综述等医学论文写作。翻译类教材主要基于通用英语的翻译策略，以医学内容为基础进行内容编排。

2. ESP 类教材

ESP 类教材共 148 种，从图 9-7 可见，这些教材涵盖了医学英语的词汇、人文、职场（基础、临床）、专科和学术类。其中医学英语词汇类教材和专科类教材出版数量较多。词汇类教材以人体系统、学科分类和构词法为主线进行编写，出现了急救、检验、心血管等方面的专科词汇书籍。人文类教材主要涉及生命的临终关怀、信息时代的医患关系、医学发展与社会进步、医学科研伦理规范、医学法律法规、当代医学专业楷模人物等医学人文方面的热点话题。基础类教材的编排多以人体系统为主线，以基础医学主干课程为主线的编排较少。临床类教材的选材多为医学杂志和网络上的文章，主要以人体系统或各科室常见疾病为框架编排，教材的表现形式多为通识性的内容，兼有专科类内容。在专科类教材中，涉及生物医学的有 2 种，涉及影像的有

5 种，涉及美容的有 4 种，涉及产科的有 3 种，涉及口腔的有 4 种，涉及外科的有 5 种，涉及内科的有 4 种，涉及检验的有 2 种，涉及放射的有 2 种，涉及生殖的有 1 种，涉及免疫的有 1 种，涉及解剖的有 2 种，涉及救援的有 1 种，涉及查房的有 1 种。学术类教材主要是以国际学术交流为背景进行取材和编写，包括主办、参加国际会议所应掌握的医学英语基本句型和国际学术交流的实用英语。

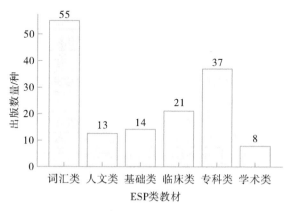

图 9-7 ESP 类教材与出版数量

3. 其他类教材

其他类教材是指没有归纳为技能类教材和 ESP 类教材的 24 种教材，其内容涉及行业、微课程、语法和固定搭配等。

总之，尽管医学英语教材的编写在出版类型和数量上已有长足进步，但与大学英语众多的规划教材相比，医学英语精品教材和规划教材的数量屈指可数，同时教材的立体化和层次性等也存在不足。据陈向京（2019）的调查，分别有 51.11% 和 37.78% 的学者认为目前"缺乏高水平的教学资源"和"缺乏权威专用教材"，这意味着当下的医学英语教材建设还存在一定的不足。

第二节 医学英语精品教材编写设想

国内对医学英语教材编写的研究只是零散分布于数量有限（不超过 10 篇）的论文中，并没有形成系统性探讨的态势。为使教材建设更具有规范性和针对性，本节将从课程定位和编写原则入手，探讨医学英语精品教材编写的设想。

一、依据课程定位编写教材

课程定位是指课程的性质，如专业课或公共课。对国内医学英语课程而言，按照定位的不同可将其分为以下两类（图9-8）：一是医学英语专业课；二是医学英语公共课（公共医学英语）。

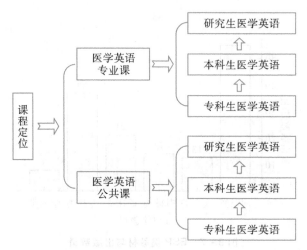

图9-8　医学英语课程的定位和层次性

课程定位不同，则其培养目标也不同：医学英语专业课是以语言为工具，侧重专业内容，其专业性较强；而医学英语公共课是以医学内容为载体，侧重语言本体，其专业性较弱。二者定位的不同要求教材编写各有侧重。同时，无论是医学英语专业课，还是医学英语公共课，都包含着对专科生、本科生和研究生的教学，因此，教材编写既要考虑教材的定位，又要考虑各自定位下的学历层次。课程定位和层次的明朗化，避免了教材编写时的混乱无序状态。

二、遵循相关原则编写教材

教材编写绝不是语言材料和语言项目的任意堆砌，而是按照一定的规律或原则将各单元进行系统的顺序编排（Gibbons，1984）。例如，当按照人体系统的常见疾病为线索进行编排时，首先按每个系统选取几种常见疾病，然后按病因、症状、诊断、治疗等框架展开编写。笔者参考了朱晓军（2005），吴迪、王少鹏（2010），龙小芳（2011），笪立（2015），王连柱（2016）等对医学英语教材编写的建议和对策，同时借鉴了束定芳、庄智象（1996），文秋芳（2002），夏纪梅（2003），莫再树（2003），蔡基刚、唐敏（2008），王艳（2011）

等对英语教材编写的丰富研究成果，进而提出了以下教材编写应遵循的原则。

1. 选材内容

(1)真实性。Bachman(1991)提出，教材真实性包括情景真实性和交际真实性。Tomlinson(1998)认为，教材应把学生置于语言的真实环境中，否则会影响语言输入的数量和质量。罗选民、熊俊钧及罗立胜等(2001)指出，教材不仅要有材料真实性，还要符合学习者的心理真实性、知识水平真实性和交际功能真实性。因此，进行医学英语教材选材时应选取医疗情景下的真实语料，尽量少改动原文，以保证选材语言的医学真实性，让医学生有身临其境之感，激发其学习热情。

(2)时代性。医学的发展日新月异，因此，医学英语教材内容的选择应体现医学专业发展的最新动态，以及新技术、新方法在医学上的运用，否则教材的编写就落后于时代发展的要求。同时，时代性还体现在对课程思政的内容融入。2019年的《关于深化新时代学校思想政治理论课改革创新的若干意见》和2020年的《高等学校课程思政建设指导纲要》都强调要加强课程思政的建设，因此，在编写医学英语教材时应体现课程思政的内容，加强医德医风、医者仁心、敬重生命和尊重患者的教育，培养学生"敬佑生命、救死扶伤、甘于奉献、大爱无疆"的医者精神，提升其综合素养和人文修养。

(3)实用性。实用性即针对性和工具性，指编写教材内容时应选取医学生在未来工作和学习中能真正派上用场的医学语料，体现学以致用，避免出现"学而不用"或"用而没学"的情况。教材内容的选取应考虑医学生在职场环境下对英语的使用。

(4)多样性。一是指选材的题材、体裁和语域的多样化(杨廷君、李跃平、余玲丽，2009)，既要涉及医学主干课程的方方面面，又要涵盖多种文体形式；二是指选材难易度的多样化。医学院校办学层次的差异，对教材难易度的需求不尽相同，因此，选材时应有目标针对性，对不同办学层次的学校选取难易度不同的语料，在教材编写时可以"一纲多本"的方式来进行。

2. 教材编排

(1)系统性。医学英语教材的编排要遵循系统性原则。教材内容要前后呼应，形成一个内部衔接良好的整体(庄智象、黄卫，2003)。无论是医学英语专业课还是医学英语公共课，根据各自的定位，在同一学历层次的教材中，各单元在按主题内容编排时，其单元中的重要词汇和内容要有一定程度的重复，由浅向深循序渐进；不同学历层次间的教材在内容的难易度上总体要呈螺旋式上升趋势。

(2)层次性。无论是医学英语专业课还是医学英语公共课，因为医学英语的使用对象分为专科、本科、研究生三个不同学历层次，所以其教材的编排要满足各自定位下的不同学历层次学生的需求，体现出学历层次不同、教材编排不同的特征。例如，对医学英语公共课中的研究生，可选用以医学职业英语和医学学术英语为主的内容；对本科生，可选用以医学人文和医学术语为主、以学术英语为辅的内容；对专科生，可选用以公共英语为主、以具有职业导向的医学英语为辅的内容。对医学英语专业课中的本科阶段，可选用通识性的医学英语专业课内容；对医学英语专业课中的硕士阶段，可选用针对各自专业方向的医学英语专业课内容等。

（3）立体性。信息时代，人们获取知识的途径不只靠纸质教材这一形式，而且还靠图片、网络、动画等形式，这为教材的编写拓展了新思路。为适应信息时代的发展，教材的编排应具有立体化特点。立体化教材是充分利用网络和多媒体技术，将声音、图像及视频等信息输入方式有效结合，提供大量集图、文、声、像于一体的生动的语言素材，实现纸质教材、网络课程和光盘课件等多种形态的相互支撑和补充，具有协同性、多维性、共时性、动态性、链接性、网络性等特点，打破医学英语学习的时空限制。鉴于目前医学英语多以纸质教材为主和立体化教材不显著的特点，在今后编写教材时应加速多形态教材的研发(含立体化教材)，以适应信息化时代的需要。

（4）开放性。单一形态的教材资源无法满足学生对知识的需求，医学英语教材的使用不应受单一形态教材的限制，而应为使用者提供更丰富的教材资源。因此，在编写教材时，为方便教材使用者获取知识，可要求教材编写者在书中提供相关资源的链接。

除此之外，教材的编排应具有后瞻性。评判教材质量的依据和前提是要看它是否能够满足学习者的需求。Cunningsworth(1995)提出，教材应反映学习者目前和将来要使用的语言，能帮助其使用所需要的语言。

上述从选材内容和教材编排两个方面(即横向和纵向)入手探讨了医学英语教材的建设，以助推更多精品教材的编写。横向和纵向原则的交织在一定程度上克服了教材编写的目标不明、定位不准和主观随意性等问题，同时也避免了教材建设在层次性、立体化及语言与专业结合等方面所存在的不足，规范了医学英语教材的编写，有利于医学英语教材向精品化迈进。

教材是实现教学目标的重要载体。精品教材为国际化医学人才的培养和国际间的医疗合作与交流起到了很好的助推作用。在国内医学英语规划教材数量有限的情况下，精品医学英语教材的编写已刻不容缓。

第十章 医学英语教育有效举措之课程建设

课程建设是实现教学目标，提高教学水平和人才培养质量的重要保证。我们可根据医学英语教学的理论依据（详见第二章的"模块化教学理论、需求分析理论、ESP 分类理论"）和政策依据（详见第三章的"国家层面、教指委层面和学会层面"），实施"一体化"的课程构建和教学模式的改变。

第一节 医学英语"一体化"课程构建

高等教育对人才的培养是循序渐进的过程。国内的本科院校普遍包含着对本科生、研究生的教育。对本科生的培养通常是宽口径的专业教育，而对研究生的培养则是高级和高端人才的专业教育。为优化人才培养体系，近几年学界对本硕博"一体化"培养进行了探讨。"一体化"的课程建设，强调的是课程的连续性和课程之间的关联性，强调遵循基础性、连贯性和层次性的原则，体现由浅入深、由易到难、由简到繁的系统课程学习，要求课程之间既有衔接，又有递进。目前，医学英语的本硕博"一体化"课程设置，表现出了课程衔接不畅甚至课程设置重复的现象（吴静怡、奚立峰、杜朋林，2015）。关于本硕博"一体化"的概念，有人认为是本硕、硕博和本硕博连读，也有人认为是本科、硕士和博士各阶段培养计划的衔接，目前学界对此并没有达成共识（钟世云，2018）。在此主要讨论本科、硕士和博士各阶段的衔接，即医学英语"一体化"课程构建。

一、医学英语"一体化"课程的类型、内容、授课对象

基于模块化理论、ESP 分类和陈向京（2019）的全国问卷调查等，笔者认为，医学英语的课程类型大致可分为医学人文英语、医学英语术语/词汇、医学科普文章阅读、医学期刊文献阅读、临床医学英语会话、医学论文写作、医学英语翻译等模块。

医学人文英语可被视为从大学英语到医学英语的过渡课程，医学英语术语/词汇是开展医学英语教学的基础课程，医学科普文章阅读及医学英语翻译是具有职场性质的入门课程，以上课程主要针对本科阶段开设，体现课程设置的基础性，主要目的在于为研究生阶段的医学英语教学打好基础。硕士研究生阶段应开设兼具 EOP 和 EAP 属性的医学期刊文献阅读、医学英语会话和医学论文写作等课程。因为学术型硕士和专业型硕士的培养目标不同，所以学术型硕士和专业型硕士的侧重点有所不同。如在医学英语会话方面，一个侧重医院背景的对话（EOP），另一个侧重学术交流的对话（EAP）；再如在医学论文写作方面，一个侧重医学应用文写作（EOP），另一个侧重 SCI 写作（EAP）。医学文献阅读应立足专业方向开展。博士研究生阶段是培养高端人才的阶段，其课程设置同硕士研究生阶段基本相同，但其课程的深度应高于硕士研究生阶段。

在上述课程的授课过程中，应穿插课程思政内容。韩愈曾在《师说》中说："师者，所以传道授业解惑也。"教师的首要职责是传道立德，就是要培养学生人格品质，让学生形成正确的人生观、价值观和道德观，从而为国家和社会作出自己的贡献。2016 年，在全国高校思想政治工作会议上，习近平总书记强调："高校思想政治工作关系高校培养什么样的人、如何培养人以及为谁培养人这个根本问题。要坚持把立德树人作为中心环节，把思想政治工作贯穿教育教学全过程，实现全程育人、全方位育人，努力开创我国高等教育事业发展新局面。"2017 年发布的《关于加强和改进新形势下高校思想政治工作的意见》提出："坚持全员全过程全方位育人（简称"三全育人"）。把思想价值引领贯穿教育教学全过程和各环节，形成教书育人、科研育人、实践育人、管理育人、服务育人、文化育人、组织育人长效机制。"2017 年，教育部发布《高校思想政治工作质量提升工程实施纲要》，其中将"三全育人"归结为"十大育人"体系。2020 年发布的《高等学校课程思政建设指导纲要》提出："把思想政治教育贯穿人才培养体系，全面推进高校课程思政建设。"为贯彻落实课程思政的育人要求，在医学英语各类课程开设过程中，应深入挖掘思政元素，将其有机融入各类课程的课堂教学中，以体现医学英语教学中的课程思政内涵。

二、医学英语"一体化"课程的开设学期、课时、性质

对本科生而言，根据其他医学院校的成功经验，理想的医学英语课程开设时间应在第 5 学期前后，因为此时学生已经学完大部分的医学专业课程，学习医学英语会相对轻松。但目前全国大学英语的课时不断缩水，在大三阶段，随着专业课的增多和学生所修的通识选修课学分基本已满，除非是以必修课形式开设，否则学生将无暇顾及医学英语课程。因此，医学英语课程的

开设时间可适当前移。在学生通过 CET - 4 后，根据校情和学情，可自行确定授课时间，如在第 2 或 3 学期以通识选修课形式开设医学人文课程，第 3 或 4 学期以必修课形式开设以医学术语为主的课程等，逐步有序推进医学英语教学的开展。《大学英语教学指南（2020 版）》指出："各高校大学英语课程设置要兼顾课堂教学与自主学习环节，鼓励教师建设和使用微课、慕课等……利用网上优质教育资源改进和拓展教学内容，建设或使用在线开放课程、线下课程、线上线下混合课程、虚拟仿真实验课程等精品课程……使学生朝着主动学习、自主学习和个性化学习方向发展。"学生可结合网络资源对上述课程模块进行相应的线上自主学习。关于医学英语课程课时，《大学英语教学指南（2020）版》对专门用途英语课程的学时并没做具体规定，但提出"课程设置要注意处理好通用英语与专门用途英语、跨文化交际教学的关系，处理好必修课程与选修课程的关系"，同时指出"各高校应根据学校类型、层次、生源、办学定位、人才培养目标等，遵循语言教学和学习规律，合理安排相应的教学内容和课时，形成反映本校特色、动态开放、科学合理的大学英语课程体系"。因此，医学英语课程的课时可根据校情自行确定。

对研究生而言，其医学英语课程的开设主要集中在第 1、2 学期，根据校情的不同可设置为 32 ~ 48 学时。其中对选修课可利用晚上等业余时间开展，对必修课可利用正规课堂时间开展。以延边大学为例，医学英语"一体化"课程构建方案如表 10 - 1 所示。

表 10 - 1　延边大学医学英语"一体化"课程构建方案

序号	层次		课程	学期	性质	学时	备注
1	本科		医学人文英语	2	选修	32	—
			医学术语（借助科普阅读）	3	必修	64	结合中国大学 MOOC
2	硕士	专业型硕士	医学文献阅读（专业导向）	1	必修	48	—
			医学听说（医院背景）	1	选修	36	—
			医学写作（应用文）	2	必修	48	结合中国大学 MOOC
		学术型硕士	医学文献阅读（专业导向）	1	必修	48	—
			医学听说（学术背景）	1	选修	36	—
			医学写作（SCI 写作）	2	必修	48	结合中国大学 MOOC
3	博士		医学文献阅读（专业导向）	1	必修	48	—
			医学听说（学术 + 医院背景）	2	选修	36	—
			医学写作（SCI + 应用文写作）	1	必修	48	结合中国大学 MOOC

从上述本硕博"一体化"的课程构建来看，不仅体现了职业导向(EOP)和学术导向(EAP)，而且体现了选修与必修、线上线下的结合，课程内容由浅入深、由易到难，课程间既有衔接，又有递进，医学英语"一体化"的课程构建的成效较为显著。

第二节　医学英语教学模式的改变

《大学英语教学指南(2020版)》指出，要"建立与不同课程类型和不同需求级别相适应的教学模式，促进学生自主学习能力的发展和个性化学习策略的形成"。为此，本着"以学生为中心"的理念，在信息化与智能化时代，积极探索与时代相结合的教学模式和教学方法，使教学活动由"教"向"学"、由教师课堂"喂食"向学生课外主动"觅食"转变，形成以教师引导、学生参与为主的教学常态，关注的焦点从教师"教了什么"向学生"学了什么、学到了什么、学成了什么"转变。针对医学英语开设的常见课程类型，笔者认为，可尝试采用以下不同的教学模式。

一、医学人文英语：传递接受教学

医学人文教育是一般人文教育在医学这一特殊领域的应用，旨在通过人文教育的知识教化，塑造正确的价值观和医学伦理观，培养学生的医学人文素养和人文精神，守护健康的职业精神和道德情操(胡方慧、朱敏，2018)。医学人文的基本内涵是人道主义、人本情怀、公益思想和博容理念(张艳，2019)，其核心是关爱和尊重。世界图书出版公司1992年出版的《医学软科学新学科辞典》把医学人文内容概括为医学历史、医学概论、医学未来学、社会医学、心理医学、医学伦理学、医学法学、医学思维和认识、医学哲学、医学方法学和医学逻辑学等(马连娣，2007)。

因为医学英语的专业性较强，且目前的大学英语和医学英语之间普遍缺乏过渡和衔接，所以对于初次涉足医学英语学习的学生而言，从大学英语到医学英语是个很大的跨度，会导致对医学英语的学习较为吃力(任玲玲，2022；祖乐，2020)。因此，许多学者主张，当从大学英语向医学英语转变时，应有过渡性课程作为缓冲，以降低学生学习医学英语的难度和有效引导学生顺利进入医学英语的学习。医学人文英语可被视为从大学英语向医学英语过渡的课程。

为有效引导学生迈进医学英语的学习门槛，教师可对医学人文英语课程尝试使用以传递接受为主的教学模式。传递接受教学模式源于赫尔巴特(Johann Friedrich Herbart)的四段教学法,后来由苏联凯洛夫(Ivan Andreevich)等人进行了改造并传入我国。该模式认为知识是从教师到学生的一种单向传递的,注重教师的权威性。通过课堂上教师对传递接受教学模式的运用,学生不仅可具备医学人文的关爱和尊重精神(课程思政教学),而且可从中学到最常见的医学术语,为下一步的医学英语学习铺平道路。

二、医学术语:线上线下混合式教学

医学术语是医务工作者查阅英语文献、撰写 SCI 论文和在国际学术会议上进行交流的基础。医学术语有 22 万多条,医学词汇多达 50 万个(白永权,2023)。这些数量众多的医学术语,一是词源构成复杂。余富林(2001)和李定钧(2006)认为,约 70% 的医学英语词汇来源于希腊语,约 25% 的医学英语词汇来源于拉丁语,只有不到 5% 的医学英语词汇来源于英语,其余少量的医学英语词汇则来源于法语、德语、意大利语、汉语等。二是术语的组成较长。多数术语由 10 个以上的字母(甚至更多的字母构成,如 pneumonoultramicroscopicsilicovolcanoconiosis(硅酸盐沉着病)是由 45 个字母构成。随着科学技术的不断发展,每年都有 1500 多个新词加入医学英语词汇队伍中来,且多数来自希腊语和拉丁语(卢凤香、杨波、闵楠,2011),因此,在学习医学术语时,81.2% 的人会出现术语学习的焦虑(Jiaqi Deng, Kaiji Zhou, Ghayth, 2022)。

为帮助学习医学术语,中国学术英语教学研究会组织编写了《医学英语词汇竞赛(MEV)词表》(含 332 个常用的 EMP 词素及 2593 个常用的 EMP 词汇);LetPub 网站按专业归纳了医学各专业的常用术语。目前,中国大学 MOOC(慕课)国家精品课程在线学习平台已上线《医学术语学》(天津医科大学)、《医学英语词汇进阶》(首都医科大学)和《医学术语》(重庆医药高等专科学校)等慕课课程。

在信息化社会,教师可对医学术语课程尝试进行线上线下混合式教学。线上线下混合式教学是信息化时代的产物,在新型冠状病毒感染疫情期间被广泛采用。线上教学是基于互联网平台,通过录播或直播形式进行,不受时间和空间限制,使学生可以充分利用零散时间,随时随地学习,享受网络中的优质教学资源。线下教学有利于师生之间面对面互动,能够取得更好的教学效果,让学生沉浸在良好的学习氛围中。为培养学生的自主学习能力,基于上述的慕课资源,医学术语的线上教学可让学生观看慕课内容,了解医学术语的构词特点(前缀、后缀、词根、连接元音);线下教学以教材为依托,可使教师对相关医学术语进行快速讲解，借机加强和巩固学生对术语的记忆，如前缀"*angio-*"的意思是"vessel"（血管），"*arterio-*"的意思是"arterial"（动脉的），"*hemato-*"的意思是"blood"（血管）；后缀"*-lysis*"的意思是"dissolving"（溶解），"*-sclerosis*"的意思是"hardening"（变硬）。如 *arteriosclerosis* 是由"*arterio*（arterial）+ *sclerosis*（hardening）"组成，意思是"hardening of the arteries"（动脉硬化）；*tachycardia* 是由"*tachy*（swift）+ *cardia*（heart）"组成，意思是"rapid heartbeat"（心跳过速）；*thrombosis* 是由"*thromb*（blood clot）+ *osis*（a state of disease）构成，意思是"a serious condition caused by a blood clot in a blood vessel or in the heart"（血栓）等。教师的快速讲解，可让学生轻松、快捷地记忆相关术语。

如果说医学人文和医学术语是针对本科生开设的课程，那么医学文献阅读和医学写作则主要是针对硕士研究生和博士研究生开设的课程。

三、医学英语文献阅读：任务驱动式教学

文献是记录、积累、传播和继承知识的最有效手段，是通过文字、图形、符号、声频、视频等技术手段记录人类知识的一种载体，或者说是固化在一定物质载体上的知识，可被通俗地理解为图书、期刊等各种出版物的总和。

医学英语文献阅读课主要阅读的是学术资料。由于研究生具备较强的自主学习能力，在学生掌握医学术语的基础上，可尝试采用任务驱动式教学模式。任务驱动式教学法是一种建立在建构主义学习理论基础上的教学法，它将以往的以知识传授为主的教学理念转变为以解决问题、完成任务为主的教学理念。学生在任务的驱动下，通过对学习资源的应用，进行自主探索的学习，不断获得成就感，从而培养出独立探索、勇于开拓进取的自学能力。该教学法的特点是"以任务为主线、教师为主导、学生为主体"，改变了以往"教师讲、学生听"的被动教学模式，有利于学生分析问题、解决问题和自主学习能力的提高。

医学学科众多，鉴于研究生通常阅读与本学科相关文献资料的事实，在教师提出文献阅读的任务和要求后，首先，鼓励研究生以专业或学科为单位组建小组。如果本专业或学科的人数过多，则可以划分成几个小组（如 3 人 1 组）。其次，就教师指定的问题（如猴痘），每组成员分别查找母语为英语的作者在近期发表的高引 SCI 论文，并要求学生在课后规定的时间内阅读完毕。最后，要求学生梳理该问题的研究现状和前沿发展动态，撰写文献综述并在课堂上发布。文献综述的撰写可为日后论文的写作奠定基础。任务驱动式教学模式可锻炼学生的动手能力和自主学习能力。

四、医学英语写作：翻转课堂教学

如果说医学术语课和医学文献阅读课是对学生的信息输入，那么医学英语写作课则是学生的信息输出。医学英语写作课分为论文写作课和应用文写作课两部分。目前，国内众多高校规定研究生（尤其是学术型硕士生和博士研究生）在毕业之前要发表 SCI 论文，这就使得论文的写作和发表成为研究生必不可少的任务。医学应用文写作是医务工作者在从医过程中应掌握的基本行业技能。研究生具有较强的自主学习意识，笔者认为，教师在讲授医学英语写作课程时可尝试使用翻转课堂教学模式。

翻转课堂教学模式起源于 21 世纪初的美国，随着互联网的普及和计算机技术在教育领域的应用，翻转课堂教学模式逐渐在美国乃至全球流行起来。作为一种新型的教学模式，翻转课堂是指学生在课外观看教师的视频讲解，通过自主学习掌握知识，课外学习取代教师在课堂上的知识讲授，课堂变成了师生之间和生生之间互动的场所，包括答疑解惑、合作探究、完成学业等，从而达到更好的教学效果。由此可见，翻转课堂教学模式是对传统课堂教学模式的翻转。

1. 医学英语论文写作（SCI 写作）

首先，学生在课后看慕课、读论文。据统计，中国大学 MOOC（慕课）国家精品课程在线学习平台迄今已上线有关科技英语写作的课程多门，如哈尔滨工业大学的《英文期刊论文发表——通往国际学术舞台的阶梯》、西安电子科技大学的《科技英语写作》、西安交通大学的《生物医学英语写作》等。教师可结合校情和学情，向学生推荐适合本校校情的优质慕课资源，让学生课后观看，并让其从中了解科技英语论文的语言特点，要求其结合之前的文献，重新阅读论文，自行提炼论文的基本框架和常见写作规范等。

其次，教师在课堂上讲解语言特点、论文框架和写作规范。教师在课堂上向学生汇总并快速讲解：科技英语论文的语言特点，即简明性、准确性和规范性；科技英语论文的时态特点，即摘要部分以过去时为主、以现在时为辅，引言部分以现在时为主，方法和材料部分主要以过去时为主，结果部分同样以过去时为主，讨论部分交替使用现在时和过去时（王亚娜，2009）；科技英语论文的语态特点，即使用主动语态的比例略高于使用被动语态的比例，句型方面使用简单句的比例与使用复合句的比例相当（郭世凤，2008）；科技英语论文的基本框架，根据 1997 年发布的《生物医学期刊投稿的统一要求》，医学英语论文通常包括标题、作者、摘要与关键词、引言、材料与方法、结果、讨论、致谢和参考文献九部分；医学英语论文的引用规范、参考文献与注释规范、图表应用规范和学术道德规范等。

最后，学生在课后进行实训，教师在课堂上进行点评。学生借助文献阅读过程中所写的文献综述，提出具有创新性的观点，然后提前把拟定的论文题目和简明纲要发给教师，供教师课后审阅。教师基于论文的基本框架、写作规范和语言特征等进行评价，将评价不合格的退回给学生，要求学生按照学术规范修改后重新提交，直到合格为止。当学生在课堂上依次宣读所写论文框架时，教师现场对其进行点评。虽然翻转课堂教学模式有压力，但学生基本上能掌握 SCI 论文的框架、写作规范和语言特点，有助于增加其在 SCI 写作方面的自信。

2. 医学英语应用文写作

应用文是在处理公私事务时经常使用的实用性文体，是指各级国家机关、企事业单位、社会团体以及个人处理公私事务、传播信息、表达意愿等所应用的具有一定格式的文体总称。

与医务人员业务相关的医学应用文主要有证明类和记录类，具体包括诊断证明、出生证明、死亡证明、转院/出院证明、病假证明、接种证明、病历、处方、治疗方案、病情记录、邀请信、会诊记录、手术记录、医疗事故及纠纷处理报告、医疗合同、药品说明书、医疗器械说明书、医疗合同书、医疗鉴定书、医疗广告等。美国、英国、法国、澳大利亚、加拿大、新西兰等国也开设了医学英语应用文写作课程（白永权，2021）。目前，国内已出版多部与医学应用文写作相关的教材，如李一鸣、王爱香主编的《医学应用文写作》，王艳红、徐蓉主编的《医学生应用文写作实用教程》，伍小平、黎燕主编的《应用文写作（医学类）》，万金森、郑民主编的《医学应用文写作》等。因为应用文具有相对固定的格式和句型句式（即写作模板），所以教师可按教学计划，先让学生在课后自学，然后布置类似作业让学生在课后完成，教师批阅完后在课堂上汇总讲解。汇总讲解的内容包括两方面：一是医学应用文写作的相关知识；二是学生作业中经常出现的问题。

此外，教师可尝试使用协商式教学模式。协商式教学模式是在教学过程中的平等、民主氛围之下，通过师生之间的互动、合作和交流，最大程度地实现课堂教学的目的，提高教学效果。医学学科门类众多，不同专业和培养类型（学硕、专硕）的学生对医学英语的需求不同，因此，要针对不同的需求协商教学内容和教学进度等。同时，因为英语教师医学知识缺乏，所以其可以以平等的身份向学生请教相关医学问题，例如"hypertensive crisis"的准确汉译是"高血压危象"，而非"高血压危机"，从而避免和化解课堂教学中的尴尬局面。协商式教学模式对学生而言，能增强主人公意识，使其充分发挥主体作用；协商式教学模式对教师而言，能使其更好地发挥主导作用（王翠莲，2021；刘德汞，2002）。

第十一章 医学英语教育的成果

第一节 学生对教学效果的满意度调查

在前期医学英语教学需求调查的基础上(详见第六章"第一节医学英语教学需求调查"),笔者历经近2年的医学英语教学准备,分别对延边大学2018级研究生和2019级本科生,从第二学期开始开展了不同课程类型的医学英语教学:对本科生侧重于讲授医学人文和医学术语等基础知识,对研究生侧重于讲授临床知识,体现了"一体化"教学内容的递进性和层次性。具体情况总结如下。

一、个案分析:研究生对医学英语教学的满意度

学校为2018级临床专业研究生在第二学期开设了医学英语课程。本次调查的对象是2018级已开设医学英语课程的临床专业研究生,调查时间是第二学期末。调查分问卷调查和访谈调查两种形式。问卷调查除新增部分问题外,其大部分内容与前文所述的2016级学生的需求问卷调查的相似。本次问卷调查共发放问卷150份,回收142份,回收率为94.67%。通过问卷调查得知,2018级临床专业研究生的四级通过率为63.37%,六级通过率为29.86%。相关调查内容统计如下。

(1)关于研究生期间是否有必要开设医学英语课程,96.23%的同学认为"很有必要"和"一般有必要",由此可见研究生对医学英语课程的需求较为迫切。

(2)关于医学英语教学的效果,88.35%的同学认为"满意"和"比较满意",这说明医学英语教学的总体效果良好。

(3)关于从医学英语课程中所取得的最大收获(多选),91.15%的同学认为是"医学英语词汇量的增加",80.23%的同学认为是"文献阅读速度的提高",这表明学生从医学英语课程中取得的收获主要集中在词汇量和文献阅读速度两方面。

（4）关于医学英语的授课师资，51.63%和32.23%的同学主张分别由"具有医学背景的英语教师"和"英语能力较强的医学教师"授课，甚至有11.21%的同学主张由英语教师和专业教师结合起来授课，这与前期需求调查的结果相似，意味着学生对医学英语师资队伍建设的期待，进而表明我们的师资队伍建设还有待加强。

（5）关于对英语教师从事医学英语教学的满意度，虽然78.43%的同学认为英语出身的教师能够"胜任"或"基本胜任"医学英语教学工作，但18.56%的同学认为英语教师应掌握一些"一般的医学专业知识"，这说明英语教师的业务水平还有待提高。

（6）关于医学英语教材中的医学专业知识，82.26%的同学主张"略讲"即可，这意味着研究生阶段基本不需要英语教师刻意讲解医学知识。

（7）关于医学英语的开设时间，因为白天要在临床实习，所以46.35%的同学认为应在第一学期晚上开设，同时因为第一学期专业课太多且时间太满，所以38.43%的同学认为应在第二学期晚上开设，学生对授课时间的不同回答受到一定的理性分析的影响。

（8）关于医学英语的课程性质，60.24%的同学主张以专业必修课的方式开设，28.54%的同学主张以专业选修课方式开设，这说明医学英语在学生心中的重要性，其地位几乎与专业课相当。

（9）关于目前使用教材的难易度，79.67%的同学认为"合适"和"基本合适"，这意味着教材选用较为适当。

（10）关于医学英语的授课方式，91.67%的同学能接受"以教师授课为主"的教学模式，因为临床较忙，少有时间进行自主学习，这说明学生对教师的依赖较强。

（11）关于医学英语课时，87.46%的同学认为以每周4学时、共计48学时为宜，课堂教学主要是为日后医学英语的学习打下基础。

（12）关于医学英语学习过程中最大的困难，86.76%的同学认为是"医学词汇"，希望教师将医学英语教学的侧重点放在医学英语词汇上。

（13）关于希望提高医学英语的技能的类型（多选），分别有87.24%和83.83%的人希望"医学英语写作技能"和"医学英语阅读技能"能得以提升，这意味着研究生对读、写能力的强烈需求。

上述问卷调查结果为教师在日后的进一步教学指明了方向。

开放式问卷调查的结果与问卷调查的基本一致，但学生对以学科为中心的医学英语教学的呼声较大，建议选用与各自专业相关的内容作为教材。这一提议具有可取之处，但目前医学英语课程是由临床多学科组成的大班授课，除非开展以学科为中心的小班教学，否则难以实现。此外，部分学生反映医学英语的教学方法和师资力量有待提高。

二、个案分析：本科生对医学英语教学的满意度

2019 级本科生的医学英语教学包括第二学期开设的医学人文英语课（通识选修课，130 人，大班授课）和第三学期开设的医学术语课（通识必修课，182 人，分成 4 个平行班，小班授课）。问卷调查分别在第二学期末和第三学期末进行。其中在医学人文英语课发放调查问卷 130 份，实际回收 122 份，回收率为 93.85%；在医学术语课发放问卷 182 份，实际回收 178 份，回收率为 97.80%。两者平均回收率为 95.43%。通过调查得知，截至第二学期末，2019 级本科生的四、六级通过率分别是 55.23% 和 9.51%；截至第三学期末，2019 级本科生的四、六级通过率分别是 68.39% 和 15.78%。笔者对上述两门课的问卷调查取相同回答的平均值，具体情况总结如下。

（1）关于医学英语的总体教学效果，91.52% 的同学表示"很满意"和"比较满意"，这说明医学英语教学得到了学生的认可。

（2）关于从医学英语课程中所取得的最大收获（多选），90.63% 的同学认为是"医学英语词汇量的提高"，26.1% 的同学认为是"专业知识的增加"，其中收获较为显著的是医学术语课，这意味着小班授课的教学效果优于大班上课的。

（3）关于医学英语的授课师资队伍（多选），虽然 82.46% 的同学认为英语教师能"胜任"和"基本胜任"教学，但 19.72% 的同学认为医学英语应由"英语能力较强的专业教师"授课，32.37% 的同学认为应由"英语教师和专业教师结合"授课，63.37% 的同学认为应由具有"医学背景的英语教师"授课。这种分散式的回答，在一定程度上反映出师资队伍的专业素养有待加强，同时也折射出学生对高水平师资队伍的期待。

（4）关于英语教师该掌握医学知识的程度，81.36% 的同学认为英语教师应掌握"一般专业化的知识"和"最基本的专业知识"，这与研究生对此的回答不同，意味着本科生对英语教师的医学知识有一定的要求。

（5）关于医学英语教材中的医学专业知识，54.51% 的同学认为可以"略讲"，但 33.9% 的同学认为应"精讲"，这说明本科生的医学知识储备不足，期待教师在课堂上稍加补充。

（6）关于医学英语教学方法，82.70% 的同学接受课堂"以教师讲解为主，同时鼓励学生参与的课堂方式"，说明学生对传统教学方法的依赖，同时也反映了学生的课堂参与意识。

（7）关于医学英语课程的内容，63.90%的人认为应将侧重点放在"医学英语词汇"上，31.52%的同学认为应将侧重点放在"长句分析"上，这说明学生对扩大医学英语词汇量的需求和对破解复杂句型的渴求。

（8）关于医学英语教材的选用，79.51%的同学认为目前使用的教材"合适"和"基本合适"，这意味着学生对教材选用的基本认可。

（9）关于医学英语课程的课时，31.97%的同学建议以每学期48学时为宜，47.54%的同学认为以每学期64学时为宜。

（10）关于医学英语的课程性质，53.30%的同学认为是"专业选修课"，35.20%的同学认为是"专业必修课"，这说明学生对医学英语的重视。

（11）关于医学英语的开课学期，58.16%的同学放在大二阶段，35.2%的同学主张放在大三阶段。

（12）关于医学英语技能的提高，分别有67.56%和21.32%的同学希望提高"医学英语阅读技能"和"医学英语写作技能"。

对本科生的问卷调查的结果几乎与对研究生的一样，这一点可为日后进一步完善医学英语教学提供借鉴。

通过开放式问卷调查得知，学生的反馈主要集中在加强对医学英语词汇的教学和长、难句的分析，课堂教学多调动学生的积极性，开课时间在第二、三学期等，这些与前文问卷调查的结果大致相同。虽然本科阶段的医学英语教学是以科普性为主，但多少涉及一些医学专业内容，不同医学英语课程类型的开设时间应考虑其专业内容的深度和学生的需求情况。

总之，通过对本校研究生和本科生的教学效果问卷可知，虽然目前的医学英语教学还存在一些不足，但总体来说学生对医学英语的教学效果比较认可，这无疑会增加英语教师从事医学英语教学的信心。与此同时，我们也要清醒地意识到，医学英语的师资队伍、教学方法等方面还有待加强。

三、全国医学英语教学的满意度

祝子逸和罗蓝（2022）对全国医学英语教学情况进行了抽样调查，调查对象分布于全国16个省、4个直辖市、2个自治区的31所高等医学院校，涉及2250名学生和50门课程。这31所高校包括14所综合性大学和17所医学类院校。问卷调查结果显示：在50门课程中，27门（占54%）为必修课，位于前3位的课程依次为医学英语术语（86%）、医学英语阅读（82%）及医学英语翻译（60%），医学英语需求反馈从高到低依次为医学文献资料的阅读（92%）、学习医学领域的最新研究进展（81%）、新技术/新设备的学习和掌握（81%）、撰写英文论文（77%）和为外籍人员提供诊疗服务（62%）。通过采用 Likert 5 级评分制发现，2250 位学生对 50 门课程的总体满意度为 4.20，其中满意度最高的是医学英语词汇（4.68），最低的是医学专业英语（3.73）；教学内容的总体满意度为 4.21，教学方法的总体满意度为 4.28，教学效果的总体满意度为 4.18，考核方式的总体满意度为 4.12。该结果说明学生对医学英语课程的总体评价较高。调查结果表明，开课教师专业类型占比依次为英语教师（70%）、医学专业教师（22%）和临床医生（8%）；国内出版教材使用比例达 52%。通过访谈发现，英语教师与医学专业教师各有优势，但这两支队伍在医学英语课程设计和教学过程中缺少合作协同。总体来看，全国性的医学英语教学的满意度与延边大学的调查结果大致相同。

第二节　全国医学英语教学研究成果统计：基于国家图书馆的论文和图书

通过对国家图书馆的资料进行统计分析可知，从 1949 年初以来，国内医学英语（含公共医学英语和医学英语专业）：出版图书 759 种（截至 2022 年），发表论文 4853 篇（截至 2019 年①）。虽然通过中国知网的高级检索主题为"医学英语"，时间范围为"2020 年 1 月 1 日—2022 年 12 月 31 日"，共检索到论文 653 篇（2020 年 281 篇，2021 年 210 篇，2022 年 162 篇），但在此还是基于国家图书馆的数据来统计医学英语的教学研究。1949 年后，国内医学英语的整体教学研究情况按年度统计如图 11 - 1、图 11 - 2 所示。

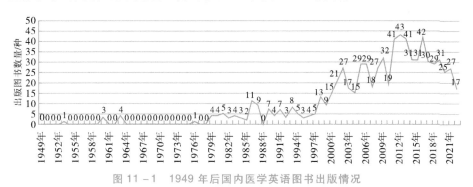

图 11 - 1　1949 年后国内医学英语图书出版情况

---

① 论文之所以统计到 2019 年而非 2022 年，是因为出版物被收录需要时间周期，而 2020—2022 年的论文数据在国家图书馆无法检索到。

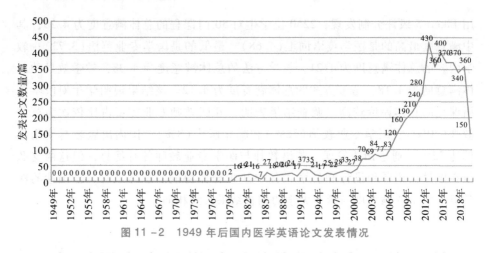

图 11-2　1949 年后国内医学英语论文发表情况

从图 11-1 和图 11-2 可见，20 世纪 80 年代前，我国医学英语教学研究成果的数量趋向于零；而 20 世纪 80 年代后，我国医学英语教学研究成果的数量随着时间的推移逐渐增多，在进入 21 世纪后尤为显著。

如果将 1949 年后国内医学英语的教研情况按大事件进行分类，则可分为探索萌芽时期（1949—1976）、恢复发展时期（1977—2001）和持续发展时期（2002—2022）三个阶段，各阶段的医学英语教学研究情况如下。

一、探索萌芽时期的教学研究成果

虽然在该阶段学者们已开始探讨医学英语教学，但其研究成果数量很少。从国家图书馆官网检索可见，1949—1976 年论文 0 篇，图书 9 种（表 11-1）。

表 11-1　探索萌芽时期的医学英语图书出版情况

图书出版时间	数量	著者	书名
1953	1	加藤勝治（1 种）	《自习医学英语》
1960	3	谢大任（2 种）	《医学英语选》第一、二册
		邵循道（1 种）	《医学专业英语语法》
1963	4	谢大任（4 种）	《医学英语选》第三、四册，《医学基础英语》上、下册
1976	1	尤培成（1 种）	《实用医学英语手册》
1949—1976	9	谢大任（6 种）	—
		邵循道（1 种）	—
		尤培成（1 种）	—
		加藤勝治（1 种）	—

虽然该阶段有关医学英语教学研究的论文和图书较少，但它开启了 1949 年后国内医学英语教学研究的先河，为日后医学英语教学研究的开展奠定了基础。

二、恢复发展时期的教学研究成果

随着改革开放的开启，医学英语教学逐步开展起来。此时对医学英语教学的研究虽然已开始萌芽，但研究成果相对较少。从国家图书馆官网检索（题名"医学英语专业"）可见，1977—2001 年我国共有医学英语相关的论文 51 篇和图书 8 种。该时期医学英语教学研究的恢复和发展主要表现在公共医学英语方面。如果将上述检索条件的"题名"改为"医学英语"，而其他条件不变，则总共检索到论文 560 篇和图书 140 种（含医学英语专业的论文 51 篇和图书 8 种在内），也就是说，该时期发表公共医学英语论文 509 篇（560 − 51 = 509 篇），出版图书 132 种（140 − 8 = 132 种）。该时期公共医学英语与医学英语专业的教学研究情况对比如下（图 11 − 3）。

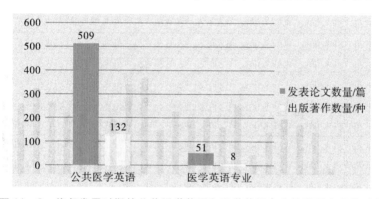

图 11 − 3　恢复发展时期的公共医学英语和医学英语专业教学研究成果对比

从图 11 − 3 可见，该时期的教学研究成果两者相差悬殊，公共医学英语的教学研究成果明显多于医学英语专业的教学研究成果。

笔者按年度统计了该时期医学英语专业的教学研究情况（图书 + 论文），其具体结果如图 11 − 4 和图 11 − 5 所示。

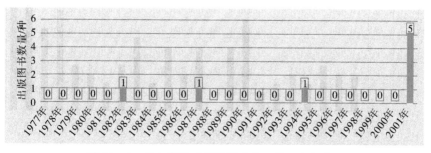

图 11 − 4　恢复发展时期的医学英语专业图书统计

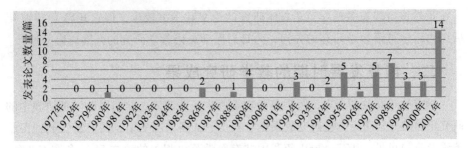

图 11 −5　恢复发展时期的医学英语专业论文统计

按年度分别统计该时期的全部 560 篇论文和 140 种图书(含医学英语专业的论文 51 篇和图书 8 种),其结果如图 11 −6 和图 11 −7 所示。

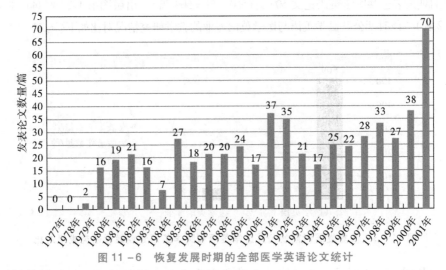

图 11 −6　恢复发展时期的全部医学英语论文统计

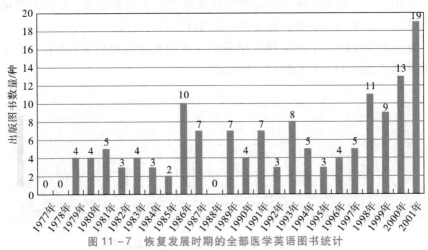

图 11 −7　恢复发展时期的全部医学英语图书统计

从图 11 - 6 和图 11 - 7 可见，从改革开放之初到 20 世纪末，医学英语的教学研究情况虽然有起有落，但总体上教学研究成果呈螺旋式上升态势。

三、持续发展时期的教学研究成果

进入 21 世纪后，随着改革开放的不断深入，特别是我国 2001 年加入 WTO 和申奥成功，对外交流进一步扩大，该时期医学英语专业的发展成效较为显著，医学英语的教学研究成果包括医学英语专业教学研究成果和公共医学英语教学研究成果两部分。

1. 医学英语专业教学研究成果

在国家图书馆官网中，将检索条件的"题名"设为"医学英语专业"，将"出版年份"设为"2002—2022 年"，而其他条件不变，可检索到相关图书 40 种（截至 2022 年）、论文 760 篇（截至 2019 年）。按年度统计医学英语专业的教研情况（论文 + 图书），其具体结果如图 11 - 8 和图 11 - 9 所示。

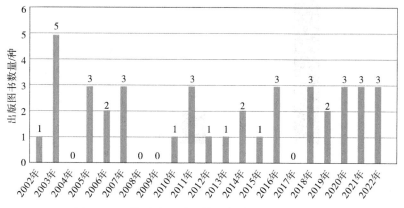

图 11 - 8　持续发展时期的医学英语专业图书统计

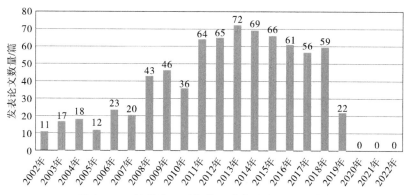

图 11 - 9　持续发展时期的医学英语专业论文统计

从图 11 - 8 和图 11 - 9 可见，该时期医学英语专业的教学研究情况虽然有起有落，但整体较为活跃，与之前的恢复发展时期相比，其研究成果的数量明显增多。

2. 公共医学英语的教学研究成果

该时期，大学英语教学指导委员会对 ESP 的要求逐渐明晰。在国家图书馆官网中，将上述检索条件的"题名"改为"医学英语"，将"出版年份"设为"2002—2022 年"，其他条件不变，包括医学英语专业的 760 余篇论文和 40 种图书在内，共检索到相关图书 610 种（截至 2022 年），论文 4293 篇（截至 2019 年）。也就是说，按年度统计，该时期共出版公共医学英语图书 570 种（610 - 40 = 570 种），发表公共医学英语论文 3533 篇（4293 - 760 = 3533 篇）。该时期公共医学英语与医学英语专业的教学研究情况对比如图 11 - 10 所示。

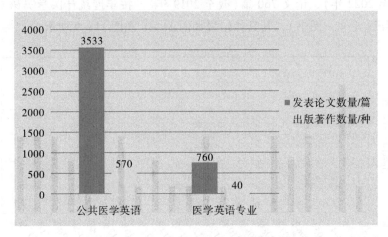

图 11 - 10　持续发展时期的公共医学英语和医学英语专业教学研究成果对比

从图 11 - 10 对比发现，该时期医学英语专业的教学研究情况虽然有较大的进步，但持续发展时期公共医学英语的教研成果依旧占主流。

如果按年度分别统计该时期的全部 4293 篇论文和 610 本图书（含医学英语专业的论文 760 篇和图书 40 本），其结果如图 11 - 11 和图 11 - 12 所示。

图 11 - 11 和图 11 - 12 的数据显示，该时期医学英语的教研成果在数量上明显增多，对医学英语研究的热度持续升高，该时期的研究成果达到 1949 年后的高峰。

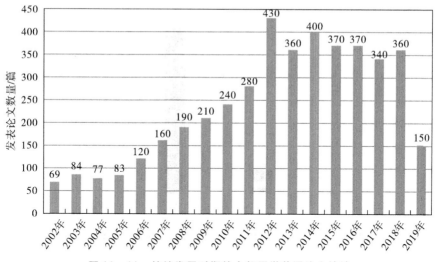

图 11 - 11 持续发展时期的全部医学英语论文统计

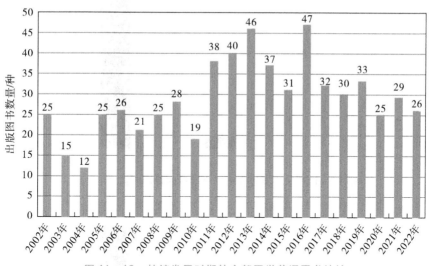

图 11 - 12 持续发展时期的全部医学英语图书统计

基于国家图书馆的资料，笔者分别对比上述三个阶段的公共医学英语、医学英语专业和全部医学英语的教学研究情况，其结果如图 11 - 13 ~ 图 11 - 15 所示。

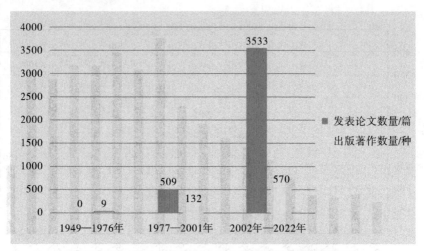

图 11-13　公共医学英语三个阶段的教学研究成果对比

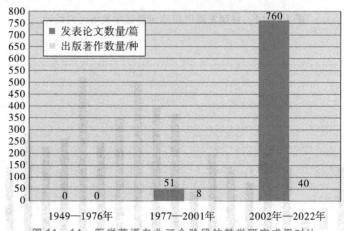

图 11-14　医学英语专业三个阶段的教学研究成果对比

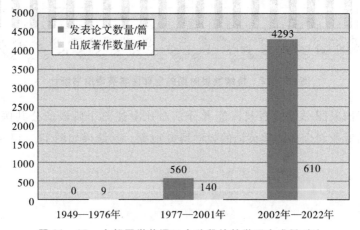

图 11-15　全部医学英语三个阶段的教学研究成果对比

　　通过对比图 11 – 13 ~ 图 11 – 15 可见，无论是公共医学英语、医学英语专业，还是全部医学英语，其教学研究成果都是随时间推移逐步增多的，尤其在"入世"后增多幅度最为显著，由此可见，进入 21 世纪以来医学英语研究受到了越来越多的关注。

　　总之，从国家图书馆的馆藏资料可知：医学英语教学研究成果在三个阶段中逐步增多，其中公共医学英语教学研究成效显著，是医学英语教学研究的主流，医学英语专业教学研究成果的数量虽不及公共医学英语的，但从无到有，也在逐步发展；医学英语的总体教学研究情况在逐步向好发展。

第十二章　医学英语教育的测试

语言测试是一门古老的学科，它经历了从重视知识转向重视技能、再转向重视语言能力的过程。在全球化时代，随着全球医疗卫生交流的日益频繁，尤其是人类协同抗击诸如严重急性呼吸综合征、中东呼吸综合征、埃博拉出血热、新型冠状病毒感染等公共卫生疾病的需求，与医学相关的英语测试越来越受到医学、医疗卫生、语言测试等领域的重视，与医学相关的英语测试也逐渐被很多国家研发了出来。

第一节　国外与医学相关的英语测试简介

一、英国和美国的测试

1. 英国 PLAB 考试

PLAB（Professional and Linguistic Assessments Board）考试是英国医学总会（General Medical Council，GMC）直属下的考试（刘清华，2019），主要用于考查外来人员在英国行医的知识和技能。外来人员只有通过由 PLAB 1 和 PLAB 2 两部分组成的 PLAB 考试，才能获得注册并取得执照，然后才能在英国行医。PLAB 考试侧重考查医学知识和临床技能。PLAB 1 考试由 180 道选择题组成，每个选择题包含 5 个选项；PLAB 2 是基于客观结构化临床考试模式，由 18 个问题组成，这些问题是模拟在会诊或病房环境中发生的现实生活场景。PLAB 考试时长 6 小时 10 分钟（分段进行）。在报考 PLAB 考试之前，考生的听、说、读、写能力要达到雅思（IELTS）总分 7.5 分以上且分项成绩应不少于 7.0 分，或职业英语考试（Occupational English Test，OET）分项成绩应至少在"B"。

2. 美国 USMLE 考试

USMLE（United States Medical Licensing Examination）考试是由美国国家医学联合会（Federation of State Medical Boards，FSMB）、美国国家医学考核委员会（National Board of Medical Examiners，NBME）和外国医学毕业生教育委员会

（Educational Commission for Foreign Medical Graduates，ECFMG）领导下的美国执业医师资格考试。在美国从事医疗服务的任何人必须在通过 USMLE 考试后，才具有在美国申请医疗执照的资格。USMLE 考试由 Step 1、Step 2 CK 和Step 3 三个阶段构成，分别考查基础医学知识、临床医学知识和在临床独立开展职业实践的能力，共由 1010 道选择题、12 个患者的问诊和 13 个案例构成，考试时长 38 小时，分阶段进行，各阶段之间有休息时间。

二、澳大利亚和加拿大的测试

1. 澳大利亚 OET 考试

OET（职业英语考试）是由澳大利亚成人教育中心（Centre for Adults Education，CAE）主办的、为海外医疗职业人士设置的一项国际英语语言测试，旨在评估寻求在英语环境中注册和执业的医疗保健专业人员的语言沟通能力。OET 涵盖 4 种语言技能，重点是在医疗保健环境中的沟通，其中听力45 分钟、阅读 60 分钟、写作 45 分钟和口语表达 20 分钟，由 42 道听力题、42 道阅读题、2 次角色扮演的口语题和 1 篇写作构成，考试时长约 3 个小时。

2. 加拿大 CELBAN 考试

CELBAN（Canadian English Language Benchmark Assessment for Nurses）由加拿大语言基准测试中心（the Centre for Canadian Language Benchmarks，CCLB）开发，用以评估在加拿大申请护理专业执照人员的英语语言能力，为加拿大护理行业主管机构提供考生在真实护理交流环境下的语言能力的证据。CELBAN 由听力、口语、阅读和写作测试构成，其中口语测试包括 2 个任务，听力测试包括 6 个任务，阅读测试包括 6 个任务，写作测试包括 2 个任务，考试时长为 3.5 小时，中间有休息时间。

第二节　国内与医学相关的英语测试简介

一、现行的与医学相关的英语测试

1. 医学英语水平考试

医学英语水平考试（Medical English Test System，METS）是由国家卫生健康委员会人才交流服务中心和中国教育国际交流协会联合举办，面向我国医药卫生人才的全国性专业英语考试，重点考查考生在医疗环境下熟练运用专业语言进行学习和工作的能力。METS 从低到高分为四个级别，一级是初始级，四级是最高级。METS 一至四级证书分别对应中专、高职高专、本科和硕士、博士四个层次。每个级别的题型大致相同，基本上涵盖听力、阅读和应用文写作等题型(无口语和翻译的测试)。以三级考试为例，听力部分有 25 道题，阅读部分有 40 道题，写作部分有 1 道题。METS 一级到三级时长 120 分钟，四级时长 150 分钟。

2. 全国医学博士外语统一考试

全国医学博士外语统一考试的前身为 1997 年起实施的卫生部(现为国家卫生健康委员会)部属单位医学博士研究生入学外语水平考试(Foreign Language Admission Test for Medical Doctoral Students，FATMD)和 1999 年起实施的在职临床医师申请临床医学博士专业学位全国外语统一考试(National English Qualification Test for M. D. ，NEQTMD)。自 2002 年起，国务院学位委员会办公室和卫生部(现为国家卫生健康委员会)科技教育司将 FATMD 和 NEQTMD 合并为全国医学博士外语统一考试，正式委托国家医学考试中心具体组织。凡申请在职医学博士专业学位的考生，必须参加此项考试。考试设英语、日语、俄语 3 个语种，内容为公共外语，注重突出医学特点。英语考试设置有听力对话、听力短文、词语用法、完型填空、阅读理解和书面表达 6 种题型。该考试强调全面测试考生的外语能力，并重点测试考生的英语应用和交际能力，以确定其是否已达到在职申请医学博士专业学位的外语水平或是否已达到医学博士研究生入学外语水平(全国医学博士外语统一考试，2020)。该考试要求考生在听、说、读、写四个方面加强训练。其中英语考试题型由听力对话 15 道题、听力短文 15 道题、词语用法 20 道题、完型填空 10 道题、阅读理解 30 道题和书面表达 1 道题组成，考试时长为 3 小时。

二、曾经使用的与医学相关的英语测试

1. 全国卫生系统外语水平考试

全国卫生系统外语水平考试(State Foreign Languages Proficiency Test for Medical Staff)简称 LPT 考试，是在全国卫生系统内为世界卫生组织(WHO)医学奖学金和笹川医学奖学金选拔出国人员而设立的外语考试，为各级各类医药卫生技术人员提供外语水平测试服务。LPT 开始于 1987 年，1993 年定名为"全国卫生系统出国人员外语水平考试"，1996 年又改为"全国卫生系统外语水平考试"。LPT 共设英语、日语、德语、法语和俄语 5 个语种，其中，英语、日语考试每年举行 1 次，德语、法语、俄语考试不定期举行(笹川医学奖学金项目只考英语、日语)。试题分为听力和笔试两大部分，题型包括听力、语法与词汇、阅读理解、综合填空和书面表达，测试时长为 2.5 小时，考试

成绩两年有效。目前，国家医学考试中心官网的"考试项目"中已经查找不到此考试的信息。

2. 国际职员后备人员英语选拔考试

国际职员后备人员英语选拔考试（English Language Proficiency Test for Prospective International Employees）是由原卫生部人事司和国际合作司共同主办、面向全国卫生系统公开选拔原卫生部国际职员后备人员而设立的英语考试。该考试包括英语笔试和英语口试，笔试题型由听力（40%）、阅读理解（30%）和翻译（30%）构成，考试时长为2.5小时。听力测试的题型包括对话、短文和听写。听力测试模拟卫生行业实际工作场景，语速与以英语为母语者在实际生活中的语速相似。阅读理解有6篇文章，对考生的词汇量和阅读速度有较高要求。翻译是2篇小短文，要求在规定时间内完成翻译（汉译英）。该考试的内容虽然与卫生知识有关，但多是与人类健康有关的常见疾病或热点话题，不涉及医学专科领域或特别艰深的基础医学知识。通过英语笔试者可参加英语口试，英语口试的目的是评价考生的英语口语应用能力和交际能力是否达到国际职员后备人选的标准。口试过程由对话、讨论和演讲构成，总时长为15分钟。对话主要以考生的自我介绍为主；讨论涉及社会、形势、卫生工作、专业技术等较深入的话题；演讲要求考生就某话题在准备2分钟后进行简短演讲，以进一步考查、确认考生运用英语进行思辨和连续口头表达的能力及处事应变能力。目前国家医学考试中心官网的"考试项目"中同样已经查找不到此考试的信息。

除此之外，全国医学英语写作大赛（由西安交通大学和上海市科技翻译学会主办）、全国医学英语词汇大赛（由中国学术英语教学研究会主办）、全国医学英语翻译大赛（由中华医学会全国医学外语学组和西安交通大学主办）等各种医学英语赛事，也可为衡量各校的医学英语教学水平和选拔医学英语人才提供参考。

第三节　国内外与医学相关的英语测试比较

通过梳理国内外与医学相关的英语测试可知，两者差异如下。

一、测试的目的、对象、内容、项目

1. 测试的目的

根据目的的不同，可将测试分为潜能测试、成绩测试、诊断测试、水平测试、结业测试（束定芳、庄智象，1996）、编班测试（刘金声、单亦祯，2008）以及资质认证测试等。国外的 PLAB、USMLE、OET 和 CELBAN 测试基本倾向于资质认证考试，只有通过这些考试，才具有相应的从业资格；而国内的测试基本倾向于语言水平测试，虽然测试含有医护职业内容，但主要是评估考生的英语水平。

2. 测试的对象

虽然都是对医疗人员的英语水平测试，但测试的对象有国内外之分。国外除 USMLE 要求对在美国行医的国内外人员进行测试外，OET、PLAB 和 CELBAN 主要是针对海外母语是非英语的相关医疗人员进行测试；而我国的 METS、FATMD、LPT 和国际职员后备人员英语选拔考试则是针对国内的相关医疗人员的英语水平进行考查。

3. 测试的内容

两者都是对医学知识和语言能力的考查，但国外测试倾向于真实情景中的专业知识，语言是进行专业考试的工具，即以专业测试为主，以语言测试为辅；而国内测试倾向于语言水平，其对真实情景中的专业知识涉及不深，专业是进行语言测试的载体，即以语言测试为主，以专业测试为辅。

4. 测试的项目

针对语言的 5 种技能，国外的测试体现了对听、说、读、写能力的考查，即对除翻译外的其他语言技能都进行评估，如 PLAB 报名前所需的 IELTS 考试，以及 OET 和 CELBAN 考试，其测试的信度和效度相对较为全面；而国内的各种测试主要考查考生的听、读、写 3 种技能，缺乏对口语和翻译能力的检测，如 METS、FATMD 和 LPT 考试等，其测试项目还有待完善。

二、测试的时长、影响力、方式、层次

1. 测试的时长

国外由于有对临床技能的考查，每种测试的总题量少则近 100 道（OET），多则近 1000 道（USMLE），测试时长从 2 小时 45 分钟（OET）到 38 小时（USMLE）不等；而国内的每种测试的总题量普遍不超过 100 道，测试时长从 2 小时（METS 的 1 – 3 级）到 3 小时（FATMD）不等。

2. 测试的影响力

虽然都是各国自行组织的考试，但国外的测试在国内外认可度较高，如 OET 已在全球有 150 多个考点，其结果受到英国、爱尔兰、新西兰和新加坡等国医疗机构的认可。在澳大利亚，"目前 OET 已被澳大利亚医学委员会、澳大利亚护士协会等卫生主管部门认可"（贾若君、轩海华，2009）. PLAB 和

USMIL 也在国外设立了考点。国外各种测试自创办之初一直持续进行，而我国的测试除 METS、FATMD 和 NEQTMD 外，部分测试(如 LPT 和后备人员英语选拔考试)没有持续下去。与此同时，国内的测试在国内外的影响力还有待提升。

3. 测试的方式

在国内外的测试中，能明显体现出信息化特征的是美国的 USMLE。USMLE 采用基于网络的考试，全球考生可通过网络参加考试。网络考试在考试的组织、管理和阅卷等环节较为便捷和公平；而国内的测试方式则以传统的纸笔考试为主，缺少测试的智能化方式，与网络信息时代相结合的测试方式有待加强。

4. 测试的层次

国外测试倾向于资格认定考试，测试无须划分等级，因此测试的层次性比较单一。国内测试倾向于水平测试，主要为衡量不同阶段应达到的标准，类似于《中国英语能力等级量表》对不同级别的要求，因此实行等级测试，如 METS 测试就针对不同的学历分为 4 个层次的测试。

第四节　对我国医学英语测试研发的启示

通过对比国内外与医学相关的英语测试，在目前我国尚未建立规范的医学英语标准测试体系的情况下，有助于为我国医学英语测试的研发提供借鉴。具体启示如下。

一、整合资源、兼顾专业

1. 整合测试资源，扩大测试影响

国内与医学相关的考试有 METS、FATMD 等，但其社会影响力都不大。针对国内测试影响力较小的问题，可借鉴美国将国家医学检查委员会(the National Board of Medical Examiners)和联邦执照考试(the Federation Licensing Examination)整合成一个 USMLE 考试的做法，将国内现有的测试资源整合成全国唯一的测试(如全国医学英语考试)，集中精力研发这一测试，使之适用于国内各种与医学相关的英语考试，规定其成绩的有效期限，从而扩大国内测试的影响力。整合后的统一测试，不仅可为国内医疗系统的用人单位提供参考，而且可为医疗卫生系统后备人员的选拔提供参考，从而将极大地增强其社会影响力。

2. 语言与专业并重，增加专业内容

我国医学英语测试应体现出英语能力和医学知识并重的指导思想。针对国内测试内容倾向语言水平而淡化专业知识的问题，在测试研发过程中，理想的医学英语测试研发团队应由医学教育、英语教育、语言测试、临床医学以及教育心理学等方面的一流专家组成。如果只有医学知识相对欠缺的英语教师参与命题，则无法实现上述目标。测试除了考查考生的语言交际能力外，试题内容应增加对专业知识的考查，突出医学特色和实用性。测试的语境应多体现学生在未来临床工作中的真正需要，如果学生在实际的临床工作和学习中不能运用医学英语知识进行医患对话、专业文献阅读、英语医学论文摘要撰写(郜进、张轶、赵小妹，2013)，那么测试将缺少专业性和情景性特征。此外，英语水平与医学专业知识并重有利于测试与国际接轨，扩大测试的国际影响力。

二、项目完整、层次多样

1. 测试项目完整，增加测试效度

医学英语属于语言学范畴，对任何一门语言而言，离不开对其听、说、读、写、译 5 种技能的掌握。医学英语测试题型应体现出上述 5 种技能的特征。纵观国外与医学相关的 OET、CELBAN、USMLE 和 PLAB 测试，其测试的题型基本上是以听、说、读、写为主，测试中缺少的翻译题型可通过其他题型考查出来；国内的 METS、FATMD、LPT 和国际职员后备人员英语选拔考试基本上是以听、读、写为主，其测试题型中缺少口语和翻译，即缺少一定的效度。除了关注信度外，也应该重视效度，效度是衡量语言测试优劣的重要标准。因此，针对国内测试项目不完善的情况，在未来的测试研发中，应增加对口语和翻译能力的考查。

2. 测试层次多样，体现等级划分

医学专业的学科和层次众多，如果全国只用一套试卷来考查考生的医学英语水平，则只能考查共性的医学知识，无法兼顾对各学科专业知识的考查。受 METS 等级考试模式的启发，按照《中国英语能力等级量表》对不同级别和教学指南对不同目标的要求，应对医学英语进行分层测试，如针对所有医学专业的本、专科生和医院的规培生进行全科考试，要求其掌握通识性的医学英语，即 ESP 分类中的 EOP 部分；对不同专业方向的硕士研究生和博士研究生进行专科考试，要求其掌握各自专业领域的医学英语内容，即 ESP 分类中的以 EAP 为主、以 EOP 为辅或两者并重，这里的 EOP 有别于上述通识性的全科考试，应突出其专科内容。通识性与专业性相结合的分层测试，能考查出

不同学历层次的学生应达到的医学英语水平。

除此之外，测试的手段应朝着智能化与信息化方向发展。借鉴 USMLE 在线考试模式，未来测试方式应向智能化研发，与信息化接轨。智能化测试不仅简化了测试的组织和管理环节，而且提高了考后阅卷的效率和数据分析周期，减少了误差，为考生考试提供了客观、公正、公平的环境。可以说，"智能化测试是语言测试的发展方向"（吴会芹，2006）。智能化测试除测试过程的现代化外，还包括阅卷、评分等方面的现代化，即电子评分系统。目前，已有机构尝试用计算机对主观题进行评分，如美国的 ETS（Educational Testing Service）开发的电子作文打分系统（Electronic Essay Rater）（韩宝成，2000），我国四、六级考试委员会与相关 IT 公司合作开发的主观题的智能评分系统（金艳、杨惠中，2018）等，这极大地降低了阅卷的成本。

语言教学与语言测试并存，是一种"伙伴关系"（Hughes，1989）。虽然我国的医学英语教学迄今已有 60 年历史，但医学英语测试的研发滞后，缺乏人才选拔的标准和衡量教学的尺度，延缓了与国际化接轨的进程。为培养创新型、复合型、应用型国际化医学人才，在借鉴国内外与医学相关的英语测试优点的基础上，笔者建议，可通过整合国内测试资源，研发出较为完善的医学英语测试体系，以更好地为医学英语教学和医疗卫生事业的发展服务。

第十三章 医学英语教育的发展趋势

在国家层面上，无论是从 2016 年的《"健康中国 2030"规划纲要》、2018 年的《关于加强医教协同实施卓越医生教育培养计划 2.0 的意见》，还是从 2020 年的《关于加快医学教育创新发展的指导意见》，均可发现我国一直重视全民健康水平的提高、卓越医学人才的培养及医学教育的发展。

在教学指导委员会层面，历次的英语教学大纲/指南，尤其是 2000 年的《高等学校英语专业英语教学大纲》和 2017 年的《大学英语教学指南》，一直强调对 ESP 的教学和对复合型外语人才的培养，英语与相关专业结合的教学将成为外语教育教学改革的新增长点(Peih-ying Lu、John Corbett，2016)。

医学英语课程是与国际接轨的"直通车"和国际化医学人才培养的必修课程，有助于学生直接有效地学习国外先进医疗技术，有助于卓越医学人才的培养和全民健康水平的提高。虽然目前医学英语教学遇到了一定的困难，但是只要我们不断攻坚克难，就会使医学英语教学的质量得到提升，从而促进我国弥补医疗领域的短板、缩小与世界先进医疗水平的差距，助力医疗强国目标的实现。正如白永权(2021)教授所说的那样："医学英语是全世界西医学生，不管其母语是何语种，都要学习的一门常青藤课程。"随着我国以质量和内涵建设为导向的高等外语教育改革的不断深化，在很长一段时间内，医学英语教学将是我国医学教育的刚性需求。

附　录

附录1　医学英语教学系列调查问卷

附录1.1　问卷调查内容参考资料

[1]王蓓蕾.同济大学 ESP 教学情况调查[J].外语界,2004(01):35 −42.

[2]韩岚.专门用途英语教师的现状分析及师资教育方案的研究[D].南京:东南大学,2005:51 −54.

[3]寻医问药.中国医师协会医学实用英语需求问卷调查[EB/OL].[2021 −03 −02].http://news.xywy.com/news/jrzd/20070622/77124.html.

[4]问卷星.医学英语学习动机与医学英语课堂情况的调查研究[EB/OL].[2022 −03 −06].http://www.sojump.com/viewstat/2281835.aspx.

[5]龙小芳.基于需求分析对医学专业英语教材编写的研究[D].长沙:中南大学,2011:115 −121.

[6]李丹.需求分析在医学英语中的应用[D].南昌:南昌大学,2010:55 −59.

[7]卢易.医学硕士研究生英语学习需求分析及其教学启示[J].中国高教研究,2009,(06):81 −82.

附录1.2　本科医学英语开课需求问卷调查(供本科生使用)

拟在本科阶段开设医学英语课程,请各位同学结合本人意愿,认真作答。

本问卷设有单选题、多选题(后有注明)和简答题。

谢谢各位同学!

1. 你的性别是(　　)。

　A. 男

　B. 女

2. 你的民族是(　　　)。

    A. 汉族

    B. 朝鲜族

    C. 满族

    D. 蒙古族

    E. 其他

3. 你所学的专业是(　　　)。

    A. 临床医学

    B. 预防医学

    C. 口腔医学

    D. 麻醉学

    E. 中医学

    F. 护理学

4. 目前你公共英语的水平是(　　　)。

    A. 尚未通过 CET - 4

    B. 已通过 CET - 4，但没通过 CET - 6

    C. 已通过 CET - 6

    D. 已通过 TOEFL 或 IELTS

5. 你认为本科阶段是否有必要开设医学英语课程，从而为日后的工作学习打下基础？(　　　)

    A. 完全有必要

    B. 很有必要

    C. 没有必要

    D. 无所谓

6. 如果开设医学英语课程，你是否愿意选修？(　　　)

    A. 非常愿意

    B. 比较愿意

    C. 不愿意

    D. 无所谓

7. 你希望医学英语课程对你有何帮助？(　　　)

    A. 有利于求职

    B. 有利于出国

    C. 有利于专业发展

    D. 有利于获得学分

8. 你希望医学英语教学的重点是(　　)(多选)。

　　A. 医学英语词汇量

　　B. 公共英语词汇量

　　C. 医学文献阅读

　　D. 专业知识拓展

9. 你认为医学英语课程应开设几个学期?(　　)

　　A. 1 个学期

　　B. 2 个学期

　　C. 3 个学期

　　D. 4 个学期

10. 你认为何时开始开设医学英语课程为宜?(　　)

　　A. 第 1 学期

　　B. 第 2 学期

　　C. 第 3 学期

　　D. 第 4 学期

　　E. 第 5 学期

11. 如果多学期开设医学英语课程,那么医学人文课应在第几学期开设?
　　(　　)

　　A. 第 1 学期

　　B. 第 2 学期

　　C. 第 3 学期

　　D. 第 4 学期

12. 如果多学期开设医学英语课程,以阅读为载体的医学术语课程应在第
　　几学期开设?(　　)

　　A. 第 1 学期

　　B. 第 2 学期

　　C. 第 3 学期

　　D. 第 4 学期

13. 你认为医学英语课程每学期开设多少学时为宜?(　　)(可多选)

　　A. 16 学时

　　B. 32 学时

　　C. 48 学时

　　D. 64 学时

14. 你希望医学英语课程的性质是(　　)。

A. 专业选修课

B. 专业必修课

C. 讲座课

D. 其他

15. 你希望医学英语教材的内容是(　　)(可多选)。

    A. 直接选用原版英文医学教材，以阅读为主，配以适当的英语解释

    B. 选编原版医学英语教材，以阅读为主，配以适当的中文解释

    C. 选用以阅读为主、兼顾听说的综合教材，配以语法、词汇练习和视听材料

    D. 选用视听教材，配有文字材料

    E. 选用国内编写的教材，通过学习课文来扩充医学词汇

16. 你希望医学英语应由谁担任教师(　　)。

    A. 具有医学背景的英语教师

    B. 英语能力较强的专业教师

    C. 外籍教师

    D. 英语教师＋专业教师

17. 你希望医学英语的教学方式是(　　)。

    A. 以教师讲授为主的教学方式

    B. 在教师指导下以学生参与为主的自主学习方式

    C. 以教师讲解为主，同时鼓励学生参与的课堂教学方式

    D. 以学生参与为主、以教师讲解为辅的课堂教学方式

18. 除上述问卷内容外，你对医学英语教学还有什么建议？请简述。

附录1.3　本科医学英语教学效果问卷调查(供本科生使用)

为了解本科医学英语教学的情况，请认真作答，以便为日后的医学英语教学提供参考。

本问卷设有单选题、多选题(多选有注明)和简答题。

谢谢各位同学！

基本信息

1. 你的性别是(　　)。

    A. 男

    B. 女

2. 你的民族是(　　)。

    A. 汉族

    B. 朝鲜族

    C. 满族

    D. 蒙古族

    E. 其他

3. 你的专业是(　　　)。

    A. 临床医学

    B. 预防医学

    C. 口腔医学

    D. 麻醉学

    E. 中医学

    F. 护理学

4. 你的年级是(　　　)。

    A. 大一

    B. 大二

    C. 大三

    D. 大四

    E. 大五

5. 你的英语水平是(　　　)。

    A. 尚未通过 CET－4

    B. 已通过 CET－4，但没通过 CET－6

    C. 已通过 CET－6

    D. 已通过 TOEFL 或 IELTS

6. 你学习医学英语的目的是(　　　)。

    A. 为了获取学分

    B. 出于兴趣

    C. 为出国打基础

    D. 为专业的深入发展打基础

教学效果

7. 你对目前医学英语教学的评价是(　　　)。

    A. 收获巨大

    B. 收效较大

    C. 收获较少

D. 无收获

8. 你对医学英语教学效果的总体满意度是( )。

    A. 很满意

    B. 比较满意

    C. 一般满意

    D. 不满意

9. 在学习医学英语课程的过程中，你最大的收获是( )(多选，限3项)。

    A. 医学英语词汇量的增加

    B. 公共英语词汇量的增加

    C. 阅读速度的提高

    D. 专业知识的增加

10. 如果目前医学英语教学存在弊端，那么你认为应在哪方面加强改进？
( )

    A. 英语教师医学知识的扩充

    B. 教材的选用

    C. 教学方法的改进

    D. 课时的增加

师资队伍

11. 你认为英语教师讲授医学英语前应掌握何种程度的医学知识？( )

    A. 高度专业化的知识

    B. 一般专业化的知识

    C. 最基本的专业知识

    D. 不需要掌握专业知识

12. 对课本上所涉及的医学专业知识，你认为教师应怎样处理？( )

    A. 精讲

    B. 略讲

    C. 让学生自学

    D. 其他

13. 你认为目前的英语教师能否胜任医学英语教学？( )

    A. 完全胜任

    B. 基本胜任

    C. 不太胜任

    D. 根本不能胜任

14. 你希望医学英语教师应由谁担任？（ ）

　　A. 具有医学背景的英语教师

　　B. 英语能力较强的医学教师

　　C. 外籍教师

　　D. 英语教师 + 专业教师

教学方法

15. 你是否满意教师对课文采用翻译式的教学模式？（ ）

　　A. 很满意

　　B. 大部分满意

　　C. 基本满意

　　D. 不满意

16. 你希望医学英语课程的教学方式是（ ）。

　　A. 以教师讲授为主的教学方式

　　B. 在教师指导下以学生参与为主的自主学习方式

　　C. 以教师讲解为主，同时鼓励学生参与的课堂教学方式

　　D. 以学生参与为主、以教师讲解为辅的课堂教学方式

教材、课时、性质等

17. 你认为目前医学英语课程所使用教材的难易度（ ）。

　　A. 很合适

　　B. 大部分合适

　　C. 基本合适

　　D. 不合适

18. 你认为医学英语课程应开设几个学期为宜？（ ）

　　A. 1 个学期

　　B. 2 个学期

　　C. 3 个学期

　　D. 4 个学期

19. 你认为医学英语课程每学期开设多少学时为宜？（ ）

　　A. 16 学时

　　B. 32 学时

　　C. 48 学时

　　D. 64 学时

20. 你认为医学英语课程应在哪个年级开课较为理想？（　　）
    A. 大一
    B. 大二
    C. 大三
    D. 大四
    E. 大五

21. 你认为医学英语课程的性质应是（　　）。
    A. 专业必修课
    B. 专业选修课
    C. 公共必修课
    D. 公共选修课

22. 你认为在学习医学英语课程的过程中最大的难点是（　　）。
    A. 专业知识
    B. 医学英语词汇
    C. 公共英语词汇
    D. 语法知识

23. 你认为医学英语教学的侧重点应该放在（　　）（多选，限3项）。
    A. 医学英语词汇方面
    B. 公共英语词汇方面
    C. 专业知识方面
    D. 长句分析方面
    E. 其他方面

24. 你希望通过医学英语的学习来提高哪些能力？（　　）（多选，限3项）
    A. 医学英语听说技能
    B. 医学英语阅读技能
    C. 医学英语写作技能
    D. 医学英语翻译技能

开放式问卷

25. 你认为医学英语教学还有哪些方面需要改进和提高？如教师的医学水平、教材的选用、教学方式等，请简述。

附录1.4　研究生医学英语开课需求问卷调查(供研究生使用)

请遵循你的真实想法作答，以便于了解同学们对医学英语的需求。

本问卷设有填空题、单选题、多选题(有注明)和简答题。

谢谢各位同学！

1. 你的专业是＿＿＿(请填写)。

2. 你的年龄是(　　　)。

    A. 20 ~ 25 岁

    B. 26 ~ 30 岁

    C. 31 ~ 35 岁

    D. 36 ~ 40 岁

    E. 41 岁以上

3. 你的性别是(　　　)。

    A. 男

    B. 女

4. 你的民族是(　　　)。

    A. 汉族

    B. 朝鲜族

    C. 满族

    D. 蒙古族

    E. 其他

5. 你目前的公共英语水平是(　　　)。

    A. 尚未通过 CET – 4

    B. 已通过 CET – 4，但没通过 CET – 6

    C. 已通过 CET – 6

    D. 已通过 TOEFL 或 IELTS

6. 你对医学英语课程的兴趣(　　　)。

    A. 很高

    B. 较高

    C. 一般

    D. 不感兴趣

7. 你认为医学英语课程对你有何帮助？(　　　)

    A. 有利于求职

    B. 有利于出国

C. 有利于专业的发展

D. 有利于获取学分

8. 你在本科阶段是否已学习过医学英语课程？（　　　）

　A. 是

　B. 否

9. 目前你能否正确阅读和理解英语期刊或医学原著？（　　　）

　A. 完全可以

　B. 大部分能看懂

　C. 可看懂一点

　D. 完全看不懂

10. 如果阅读医学英语文献吃力，那么你认为最主要的原因是什么？（　　　）

　A. 医学英语词汇量不够

　B. 不会分析句子结构

　C. 医学专业知识不足

　D. 公共英语词汇量不够

11. 你对自己医学英语水平的总体评价是（　　　）。

　A. 优

　B. 良

　C. 一般

　D. 差

　E. 很差

12. 你认为在研究生学习期间是否有必要开设医学英语课程，以便为日后的工作或学习打下基础？（　　　）

　A. 完全有必要

　B. 有必要

　C. 没有必要

　D. 无所谓

13. 你希望通过学习医学英语课程来提高哪些能力？（　　　）（可多选）

　A. 医学英语听说技能

　B. 医学英语阅读技能

　C. 医学英语写作技能

　D. 医学英语翻译技能

14. 你认为研究生在读期间应何时开设医学英语课程为宜？（　　　）

　A. 第1学期

B. 第 2 学期

C. 第 3 学期

D. 第 4 学期

15. 你认为研究生的医学英语课程应开设几个学期为宜？（　　　）

A. 1 个学期

B. 2 个学期

C. 3 个学期

D. 4 个学期

16. 你希望医学英语课程的上课时间是（　　　）。

A. 白天上课

B. 夜间上课，因白天实习

C. 无所谓

17. 你认为医学英语课程每周开设几学时较为合适？（　　　）

A. 8 学时

B. 6 学时

C. 4 学时

D. 2 学时

18. 你希望医学英语课程的性质是（　　　）。

A. 选修课

B. 必修课

C. 讲座课

D. 其他

19. 你希望医学英语课程所用教材的内容是（　　　）。

A. 直接选用原版英文医学教材，以阅读为主，配以适当的英语解释

B. 选编原版英语医学教材，以阅读为主，配以适当的中文解释

C. 选用以阅读为主、兼顾听说的综合教材，配以语法、词汇练习和视听材料

D. 选用视听教材，配有文字材料

20. 你希望医学英语教师应由谁担任？（　　　）

A. 具有医学背景的英语教师

B. 英语能力较强的专业教师

C. 外籍教师

D. 英语教师 + 专业教师教学

21. 你希望医学英语课程的教学方式是（　　　）。

A. 以教师讲授为主的教学方式

B. 在教师指导下以学生参与为主的自主学习方式

C. 以教师讲解为主，同时鼓励学生参与的课堂教学方式

D. 以学生参与为主、以教师讲解为辅的课堂教学方式

22. 关于医学英语教学，你还有什么合理化建议？请简述。

附录 1.5　研究生医学英语开课需求问卷调查（供研究生导师使用）

请遵循您的真实想法作答下列选项，以便了解您对医学英语课程的看法。本问卷设有填空题、单选题、多选题（后有注明）和简答题。

谢谢您的配合！

1. 您的专业是____（请填写）。

2. 您的民族是（　　）。

    A. 汉族

    B. 朝鲜族

    C. 满族

    D. 蒙古族

    E. 其他

3. 您的职称是（　　）。

    A. 教授/主任医师

    B. 副教授/副主任医师

    C. 讲师/主治医师

4. 您的最终学历是（　　）。

    A. 博士

    B. 硕士

    C. 学士

5. 您当导师的时长是____年（请以年份计算，如 5 年）。

6. 您在工作中使用英语的频率是（　　）。

    A. 经常用到

    B. 不常用

    C. 从未用过

7. 您在工作中使用英语的哪个技能较多？（　　）

    A. 听力

    B. 口语

C. 阅读

D. 写作

E. 翻译

8. 您认为医学英语对于从事专业学习或工作来说（　　　）。

A. 非常重要

B. 重要

C. 不太重要

D. 一点也不重要

9. 目前您所指导的研究生对医学英语文献（　　　）。

A. 能很轻松地阅读

B. 能借助翻译工具阅读

C. 很难看懂

D. 根本看不懂

10. 如果学生不能轻松阅读医学英语文献，那么您认为其主要原因是什么？（　　　）

A. 医学英语词汇量不够

B. 公共英语词汇量不够

C. 语法差

D. 不会分析句子结构

11. 您认为研究生提高医学英语能力的渠道是（　　　）。

A. 读研期间统一开设医学英语课程

B. 读研期间自学

C. 日后工作中集中培训

D. 日后工作中自学

12. 您是否建议在研究生学习期间开设医学英语课程？（　　　）

A. 强烈建议

B. 建议

C. 不建议

D. 无所谓

13. 您认为医学英语教学要突出研究生哪个方面的技能？（　　　）

A. 医学英语口语技能

B. 医学英语阅读技能

C. 医学英语写作技能

D. 医学英语听力技能

　　E. 医学英语翻译技能

14. 您认为研究生的医学英语课程应开设几个学期为宜？（　　　）

　　A. 1 个学期

　　B. 2 个学期

　　C. 3 个学期

　　D. 4 个学期

15. 您建议研究生从第几学期开始开设公共医学英语课程？（　　　）

　　A. 第 1 学期

　　B. 第 2 学期

　　C. 第 3 学期

　　D. 第 4 学期

16. 您认为公共医学英语课程应以什么方式开设？（　　　）

　　A. 选修课

　　B. 必修课

　　C. 讲座课

　　D. 其他

17. 您认为医学英语课程所用教材的内容应该突出（　　　）（可多选）。

　　A. 实用性

　　B. 专业经典文献

　　C. 现代最新专业文献

　　D. 既要考虑医学学科总体，又要关注相关学科

　　E. 教学内容的多样化和语言应用的灵活性

　　F. 网络语言的新颖性和传统文献经典性

18. 您认为理想的医学英语教师应由谁来担任？（　　　）

　　A. 具有医学背景的英语教师

　　B. 英语能力较强的专业教师

　　C. 外籍教师

　　D. 英语教师＋专业教师

19. 您认为医学英语的教学方式最好是（　　　）。

　　A. 以教师讲授为主的教学方式

　　B. 在教师指导下以学生参与为主的自主学习方式

　　C. 以教师讲解为主，同时鼓励学生参与的课堂教学方式

　　D. 以学生参与为主、以教师讲解为辅的课堂教学方式

20. 您对医学英语还有什么建议？请简述。

附录1.6　研究生医学英语开课需求问卷调查(供普通医务人员使用)

请遵循您的真实想法进行作答，以便了解您对医学英语教学的看法。

本问卷设有填空题、单选题、多选题(后有注明)和简答题。

谢谢您的配合!

1. 您的专业是____(请填写)。

2. 您的民族是(　　)。

    A. 汉族

    B. 朝鲜族

    C. 满族

    D. 蒙古族

    E. 其他

3. 您的职称是(　　)。

    A. 教授/主任医师

    B. 副教授/副主任医师

    C. 讲师/主治医师

    D. 助教/医士

4. 您的最终学历是(　　)。

    A. 博士

    B. 硕士

    C. 学士

5. 您的工龄是____年(请以年份计算，如5年)。

6. 您认为公共英语课程能否满足工作需求?(　　)

    A. 完全能够

    B. 基本能够

    C. 根本不能

    D. 没考虑过

7. 在工作过程中，您使用医学英语的机会是(　　)。

    A. 经常用到

    B. 不常用

    C. 从未用过

    D. 没考虑过

8. 目前您能顺利阅读英语期刊或医学原著吗?(　　)

A. 完全可以

B. 大部分能看懂

C. 能看懂一点

D. 看不懂

9. 如果不能顺利阅读英语文献，那么您认为最主要的原因是（　　）。

A. 医学英语词汇量不够

B. 公共英语词汇量不够

C. 医学专业知识欠缺

D. 不会分析句子结构

10. 您对自己医学英语水平的总体评价是（　　）。

A. 优

B. 良

C. 一般

D. 差

E. 很差

11. 您目前的医学英语水平主要通过什么获得？（　　）

A. 在校期间统一学过

B. 在校期间自学过

C. 工作后统一培训过

D. 工作后自学过

12. 您认为医学英语对您的工作有多大帮助？（　　）（可多选）

A. 有助于业务水平的提高

B. 有助于出国研修

C. 有助于科研能力的提升

D. 没什么作用

13. 您是否建议在研究生期间开设医学英语课程，从而为日后的工作、学习打下基础？（　　）

A. 完全同意

B. 同意

C. 不同意

D. 无所谓

14. 您认为研究生期间的医学英语课程应开设几个学期为宜？（　　）

A. 1 个学期

B. 2 个学期

C. 3 个学期

D. 4 个学期

15. 您建议从第几学期开始开设医学英语课程？（　　　）

A. 第 1 学期

B. 第 2 学期

C. 第 3 学期

D. 第 4 学期

16. 您认为医学英语课程应以什么方式开设为宜？（　　　）

A. 选修课

B. 必修课

C. 讲座课

D. 其他

17. 你认为最重要的医学英语技能是什么？（　　　）（可多选）

A. 医学英语听说技能

B. 医学英语阅读技能

C. 医学英语写作技能

D. 医学英语翻译技能

18. 您认为理想的医学英语教师应由谁来担任？（　　　）

A. 具有医学背景的英语教师

B. 英语能力较强的专业教师

C. 外籍教师

D. 英语教师 + 专业教师

19. 您希望医学英语课程所用教材内容（　　　）。

A. 直接选用原版英文医学教材，以阅读为主，配以适当的英语解释

B. 选编原版英语医学教材，以阅读为主，配以适当的中文解释

C. 选用以阅读为主、兼顾听说的综合教材，配以语法、词汇练习和视听材料

D. 视听教材，配有文字材料

20. 您希望医学英语课程的教学方式是（　　　）。

A. 以教师讲授为主的教学方式

B. 在教师指导下以学生参与为主的自主学习方式

C. 以教师讲解为主，同时鼓励学生参与的课堂教学方式

D. 以学生参与为主、以教师讲解为辅的课堂教学方式

21. 您对医学英语教学还有什么建议？请简述。

附录1.7　研究生医学英语教学效果问卷调查

　　为了解研究生医学英语教学的情况，请各位同学遵循个人的真实想法进行作答，以便为日后的医学英语教学提供参考。

　　本问卷设有填空题、单选题、多选题(多选有注明)和简答题。

　　谢谢各位同学！

基本信息

1. 你的性别是(　　)。

　　A. 男

　　B. 女

2. 你的民族是(　　)。

　　A. 汉族

　　B. 朝鲜族

　　C. 满族

　　D. 蒙古族

　　E. 其他

3. 你的专业是____(请填写)。

4. 你的年龄是(　　)。

　　A. 20～25岁

　　B. 26～30岁

　　C. 31～35岁

　　D. 36～40岁

　　E. 41岁以上

5. 你的英语水平是(　　)。

　　A. 尚未通过CET-4

　　B. 已通过CET-4，但没通过CET-6

　　C. 已通过CET-6

　　D. 已通过TOEFL或IELTS

6. 你学医学英语的目的是(　　)。

　　A. 为获得学分

　　B. 出于兴趣

　　C. 为出国打基础

　　D. 为专业的深入发展

7. 你认为研究生期间是否有必要开设医学英语课程？（　　）

    A. 很有必要

    B. 一般必要

    C. 没必要

    D. 无所谓

教学效果

8. 你对目前医学英语教学的总体评价是（　　）。

    A. 收获巨大

    B. 收效较大

    C. 收获少

    D. 无收获

9. 你对医学英语教学效果的满意度是（　　）。

    A. 很满意

    B. 比较满意

    C. 一般满意

    D. 不满意

10. 在学习医学英语课程的过程中，你最大的收获是（　　）（多选，限3项）。

    A. 医学英语词汇量的增加

    B. 公共英语词汇量的增加

    C. 文献阅读速度的提高

    D. 专业知识的增加

师资队伍

11. 你认为英语教师讲授医学英语课程前需要掌握何种程度的医学专业知识？（　　）

    A. 高度专业化的知识

    B. 一般专业化的知识

    C. 最基本的专业知识

    D. 不需要掌握专业知识

12. 对教材中涉及的医学专业知识，你认为教师应怎样处理？（　　）

    A. 精讲

    B. 略解

    C. 让学生自学

D. 其他

13. 你认为目前的英语教师能否胜任医学英语教学工作？（　　　）

    A. 胜任

    B. 基本胜任

    C. 不太胜任

    D. 根本不能胜任

14. 你认为理想的医学英语教师应由谁担任？（　　　）

    A. 具有医学背景的英语教师

    B. 英语能力较强的医学教师

    C. 外籍教师

    D. 英语教师 + 专业教师

教学方法

15. 你是否满意对课文采用翻译式的教学模式？（　　　）

    A. 很满意

    B. 大部分满意

    C. 基本满意

    D. 不满意

16. 你希望医学英语课程的教学方式是（　　　）。

    A. 以教师讲授为主的教学方式

    B. 在教师指导下以学生参与为主的自主学习方式

    C. 以教师讲解为主，同时鼓励学生参与的课堂教学方式

    D. 以学生参与为主、以教师讲解为辅的课堂教学方式

教材、课时、性质等

17. 你认为目前所使用的医学英语教材的难易度是否合适？（　　　）

    A. 很合适

    B. 基本合适

    C. 不合适

    D. 无所谓

18. 你认为研究生期间的医学英语课程应开设几个学期为宜？（　　　）

    A. 1 个学期

    B. 2 个学期

    C. 3 个学期

D. 4 个学期

19. 你建议从第几学期开始开设医学英语课程？（　　　）

    A. 第 1 学期

    B. 第 2 学期

    C. 第 3 学期

    D. 第 4 学期

20. 你认为医学英语课程每学期应开设多少学时为宜？（　　　）

    A. 每周 2 学时，8 周 16 学时

    B. 每周 2 学时，16 周 32 学时

    C. 每周 4 学时，12 周 48 学时

    D. 每周 4 学时，16 周 64 学时

21. 你认为医学英语课程应在何时开课较为理想？（　　　）

    A. 第一学期晚上

    B. 第一学期白天

    C. 第二学期晚上

    D. 第二学期白天

    E. 第三学期晚上

    F. 第三学期白天

22. 你认为医学英语课程的性质是(　　　)。

    A. 专业必修课

    B. 专业选修课

    C. 公共必修课

    D. 公共选修课

23. 你认为在学习医学英语课程过程中最大的难点是(　　　)。

    A. 专业知识

    B. 医学词汇

    C. 公共词汇

    D. 语法知识

24. 你认为医学英语教学的侧重点应该放在(　　　)（多选，限 3 项）。

    A. 医学英语词汇方面

    B. 公共英语词汇方面

    C. 专业知识方面

    D. 长句分析方面

    E. 其他方面

25. 你认为目前的医学英语教学应从哪方面进行改进？（　　）
   A. 英语教师医学知识的扩充
   B. 教材的选用
   C. 教学方法的改进
   D. 课时的增加

26. 你希望通过医学英语的学习来提高哪些技能？（　　）（可多选）
   A. 医学英语听说技能
   B. 医学英语阅读技能
   C. 医学英语写作技能
   D. 医学英语翻译技能

开放式问卷

27. 除上述内容外，你认为医学英语教学还有哪些方面需要改进和提高？请给出合理化建议（简述）。

附录 1.8　医学英语教师共同体问卷调查（供医学院和外国语学院教师使用）

拟组建医学英语教师共同体，请遵循您的真实想法作答。

本问卷设有单选题、多选题（后有注明）和简单题。

谢谢您的配合！

对两者的共性问卷

1. 您的性别是（　　）。
   A. 男
   B. 女

2. 您的民族是（　　）。
   A. 汉族
   B. 朝鲜族
   C. 满族
   D. 蒙古族
   E. 其他

3. 您的专业是（　　）。
   A. 医学
   B. 英语

4. 您的职称是（　　）。

    A. 助教

    B. 讲师

    C. 副教授

    D. 教授

5. 您的学历是（　　）。

    A. 学士

    B. 硕士

    C. 博士

6. 您的年龄是（　　）。

    A. 20～30 岁

    B. 31～40 岁

    C. 41～50 岁

    D. 51～60 岁

7. 您是否有海外留学的经历？（　　）

    A. 无

    B. 有

8. 您认为医学英语教学对于医学专业的学习或工作（　　）。

    A. 非常重要

    B. 重要

    C. 不太重要

    D. 一点也不重要

9. 您认为组建跨学科教师共同体（　　）。

    A. 很有必要

    B. 一般必要

    C. 没有必要

    D. 无所谓

10. 您是否有意向参加医学英语教师共同体？（　　）

    A. 愿望强烈

    B. 愿望不强烈

    C. 没有愿望

    D. 随便

11. 加入医学英语教师共同体后，您是否愿意与对方教师随时答疑解惑、互通有无？（　　）

A. 非常愿意

B. 一般愿意

C. 不愿意

D. 随便

12. 参加医学英语教师共同体后，您认为对个人的师资培训和业务提高是否有帮助？（　　　）

A. 有很大帮助

B. 有一定帮助

C. 无帮助

13. 您认为理想的医学英语教师应由谁担任？（　　　）

A. 具有医学背景的英语教师

B. 英语能力较强的专业教师

C. 外籍教师

D. 英语教师 + 专业教师

14. 为了有利于人才培养，您认为医学英语教师共同体应归属哪个部门管理？（　　　）

A. 外国语学院

B. 医学院

C. 学校教务处或研究生院

15. 您是否建议对本科生开设医学英语课程？（　　　）

A. 强烈建议

B. 建议

C. 不建议

D. 无所谓

16. 您对医学英语教学还有什么建议？请简述。

对医学教师的问卷

17. 如果英语教师讲授医学英语，您认为需要掌握何种程度的医学知识？（　　　）

A. 高度专业化知识

B. 一般专业化的知识

C. 最基本的专业知识

D. 不需要掌握专业知识

18. 对课本上所涉及的医学专业知识，您认为英语教师应怎样讲解？（　　　）

A. 精讲

B. 略讲

C. 不讲，让学生自学

D. 其他

19. 对于医学英语教材，您认为应选用哪种教材？（　　）

A. 国内自编教材

B. 国外原版教材

C. 国外改编教材

D. 无所谓

20. 您认为本科阶段的医学英语课程应分几个学期授课？（　　）

A. 1 个学期

B. 2 个学期

C. 3 个学期

D. 4 个学期

E. 5 个学期

21. 如果医学英语课程为多学期授课，那么您认为每学期多少学时合适？

（　　）

A. 16 学时

B. 32 学时

C. 48 学时

D. 64 学时

22. 您认为医学英语课程的性质应是（　　）。

A. 专业必修课

B. 专业选修课

C. 公共必修课

D. 公共选修课

23. 您认为本科阶段的医学英语教学应主要体现在对哪些技能的培养？

（　　）（多选，限 3 项）

A. 医学英语会话技能

B. 医学英语阅读技能

C. 医学英语写作技能

D. 医学英语翻译技能

E. 医学英语听力技能

F. 医学英语词汇积累

G. 医学英语长句分析技能

24. 您认为研究生阶段的医学英语教学应主要体现在对哪些技能的培养？

（　　）（多选，限 3 项）

A. 医学英语会话技能

B. 医学英语阅读技能

C. 医学英语写作技能

D. 医学英语翻译技能

E. 医学英语听力技能

F. 医学英语词汇量积累

G. 医学英语长句分析技能

对英语教师的问卷

25. 在教师共同体框架下，您是否愿意积极与医学教师互动？（　　）

A. 非常愿意

B. 一般愿意

C. 不愿意

26. 医学英语是跨学科的教学，您是否有毅力坚持不懈地弥补医学知识的不足？（　　）

A. 是

B. 否

27. 您是否愿意尝试不同类型的医学英语教学模式？（　　）

A. 是

B. 否

28. 您参与教师共同体的主要目的是为了（　　）。

A. 教学

B. 科研

C. 教学与科研并重

附录2　医学英语教学常用的公共词汇表

A	
abdomen	*n.* 腹，腹部
abdominal	*a.* 腹部的
abdominocentesis	*n.* 腹腔穿刺术
abiotic	*a.* 非生物的，无生命的
abnormal	*a.* 反常的
abnormality	*n.* 异常，畸形
aborticide	*n.* 堕胎药，堕胎
abortion	*n.* 流产，堕胎，小产
abscess	*n.* 脓肿
ache	*n.* 疼痛
acid	*n.* 酸
acidity	*n.* 酸度，酸性
acidosis	*n.* 酸中毒
acne	*n.* 痤疮，粉刺
acquired	*a.* 后天的，获得的
acrocyanosis	*n.* 手足发绀
acrodermatitis	*n.* 肢端皮炎
acromegaly	*n.* 肢端肥大症
acupuncture	*n.* 针灸
acute	*a.* 急性的
adenectomy	*n.* 腺切除术
adenitis	*n.* 腺炎
adenocarcinoma	*n.* 腺癌，恶性腺瘤
adenoma	*n.* 腺瘤
adermia	*n.* 无皮（畸形），先天缺皮症
adipose	*a.* 脂肪的
adjacent	*a.* 邻近的

续表

adjunct	*n.* 附属物
admission	*n.* 入院
admit	*v.* 住院，为……办理入院手续
adolescence	*n.* 青春期
adrenalin	*n.* 肾上腺素
advanced	*a.* 晚期的，先进的
adverse	*a.* 不利的，相反的
aerobic	*a.* 需氧的
aerosol	*n.* 气溶胶
affect	*v.* 感染，（疾病）侵袭
agent	*n.* 药剂
aggravate	*v.* 加重，使恶化
aggressive	*a.* 侵略性的
aging	*n.* 老化
agitate	*v.* 使……激动
agitation	*n.* 激动不安
agonizing	*a.* 苦恼的，痛苦难忍的
airborne	*a.* 空气传播的
airway	*n.* 气道
albumin	*n.* 白蛋白
albuminuria	*n.* 蛋白尿
aldosterone	*n.* 醛固酮
alcohol	*n.* 酒精
alcoholism	*n.* 酒精中毒
alkaline	*a.* 碱性的，含碱的
alkalinity	*n.* 碱度
alkalosis	*n.* 碱中毒
allergen	*n.* 过敏原
allergic	*a.* 对……过敏的
allergy	*n.* 过敏症
alleviate	*v.* 减轻，缓和
alopecia	*n.* 脱发

alveoli	n. 肺泡，齿槽
alveolitis	n. 肺泡炎，牙槽炎
amblyopia	n. 弱视
ambulance	n. 救护车
amenorrhea	n. 闭经，无月经，月经不调
amitosis	n. 无丝分裂
amnesia	n. 健忘症
amniocentesis	n. 羊膜穿刺术
amniography	n. 羊水造影术
amnion	n. 羊膜
amniotic	a. 羊膜的
amphiarthrosis	n. 微动关节
amputate	v. 截肢
amputation	n. 截肢
amylase	n. 淀粉酶
anal	a. 肛门的
analgesia	n. 痛觉缺失
analyzer	n. 分析器，分析者
anastomosis	n. 吻合术
anatomic	a. 解剖学上的
anatomy	n. 解剖，解剖学
androgen	n. 雄激素
anemia	n. 贫血，贫血症
anemic	a. 患贫血症的，贫血的
anesthesia	n. 麻醉，感觉缺乏
anesthesiologist	n. 麻醉师，麻醉科医生
anesthesiology	n. 麻醉学
anesthetic	a. 麻醉的，感觉缺失的　　n. 麻醉剂
aneurism	n. 动脉瘤
angioblast	n. 成血管细胞
angiofibroma	n. 血管纤维瘤
angiography	n. 血管造影术

angiospasm	n. 血管痉挛
angiostenosis	n. 血管狭窄
anhydrous	a. 无水的
ankle	n. 踝关节，踝
anodontia	n. 牙缺失，无牙
anonychia	n. 无甲症
anorectic	a. 厌食的，食欲缺乏的
anorexia	n. 厌食，神经性厌食症
anoxia	n. 缺氧症
antacid	n. 抗酸剂
antagonist	n. 拮抗剂
anterior	a. 在前的
antibacterial	a. 抗菌的
antibiotic	a. 抗生的
antibiotics	n. 抗生素
antibody	n. 抗体
antidepressant	n. 抗抑郁药
antidote	n. 解毒剂
antiemetic	n. 止吐剂　a. 止吐的
antigen	n. 抗原
antipsychotic	n. 抑制精神病药
antisepsis	n. 防腐，抗菌
antiseptic	n. 防腐剂，抗菌剂　a. 防腐的，抗菌的
antitoxin	n. 抗毒素
antiviral	a. 抗病毒的
anti-inflammatory	a. 抗炎的，消炎的
anuria	n. 无尿，无尿症
anus	n. 肛门
anxiety	n. 焦虑
aorta	n. 主动脉
aortic	a. 大动脉的
apnea	n. 窒息，呼吸暂停

apoptosis	*n.* 细胞凋亡
appendectomy	*n.* 阑尾切除术
appendicitis	*n.* 阑尾炎，盲肠炎
appendix	*n.* 附录，阑尾
appetite	*n.* 食欲
armpit	*n.* 腋窝
arrest	*n.* 心跳停止，心脏病发作
arrhythmia	*n.* 心律不齐，心律失常
arterial	*a.* 动脉的
arteriogram	*n.* 动脉搏描记图
arteriosclerosis	*n.* 动脉硬化
artery	*n.* 动脉
arthralgia	*n.* 关节痛
arthritis	*n.* 关节炎
arthrodesis	*n.* 关节固定术
arthrography	*n.* 关节照相术
arthroplasty	*n.* 关节成形术
arthrotomy	*n.* 关节切开术
articular	*a.* 关节的
articulation	*n.* 关节
artificial	*a.* 人造的
ascend	*v.* 上升
ascending	*a.* 上升的，增长的，上行的
ascites	*n.* 腹水
asepsis	*n.* 无菌，无菌操作
aseptic	*a.* 无菌的，防腐性的
asexual	*a.* ［生］无性的，无性生殖的
asphyxia	*n.* 窒息
aspirate	*v.* 抽吸
aspirin	*n.* 阿司匹林（解热镇痛药）
assay	*n.* 化验，试验
assessment	*n.* 评定

asthma	*n.* 哮喘
asymmetric	*a.* 不对称的
asymptomatic	*a.* 无症状的
atherosclerosis	*n.* 动脉粥样硬化，动脉硬化
atopic	*a.* 特应性的，异位的
atrial	*a.* 心房的
atrioventricular	*a.* 心房与心室的，房室的
atrium	*n.* 心房
atrophy	*n.* 萎缩
attack	*n.* 疾病发作
attenuate	*v.* 减弱
attenuation	*n.* 衰减
atypical	*a.* 非典型的
audible	*a.* 听得见的
audiometer	*n.* 听度计，听力表
audiometry	*n.* 听力测定，听力测验法
audition	*n.* 听觉
auditory	*a.* 听觉的
aural	*a.* 听觉的
auscultate	*v.* 听诊
auscultation	*n.* 听诊(法)
autism	*n.* 孤独症，自闭症
autoanalyzer	*n.* 自动分析仪
autoimmune	*a.* 自身免疫的，自体免疫的
autoimmunity	*n.* 自身免疫
autopsy	*n.* 尸体剖检
autosomal	*a.* 常染色体的
autosome	*n.* 常染色体
axis	*n.* 轴
axon	*n.* 轴突(神经细胞)
B	
bacillus	*n.* 杆菌

backache	n. 背痛
bacteremia	n. 菌血症
bacteria	n. 细菌
bacterial	a. 细菌的
bactericidal	a. 杀菌的
bacteriology	n. 细菌学
bandage	n. 绷带
barrier	n. 障碍
basal	a. 基底的，基部的
baseline	n. 基线，底线
belly	n. 腹部
bellyache	n. 腹痛
benign	a. 良性的
benzene	n. 苯
biceps	n. 二头肌
bilateral	a. 两侧的
bile	n. 胆汁
biliary	a. 胆的，胆汁的
bilirubin	n. 胆红素
bioactive	a. 生物活性的
bioavailability	n. 生物利用度，生物药效率
biochemical	a. 生物化学的
biochemistry	n. 生物化学
biofeedback	n. 生物反馈
biological	a. 生物的，生物学的
biologist	n. 生物学家
biology	n. 生物学
biomechanics	n. 生物力学，生物机械学
biomedical	a. 生物医学的
biomedicine	n. 生物医学
biomembrane	n. 生物膜
biopsy	n. 活组织检查

biostatistics	*n.* 生物统计学
biosynthesis	*n.* 生物合成
biotic	*a.* 生物的，有关生命的
biotransformation	*n.* 生物转化
bladder	*n.* 膀胱
bleed	*v.* 流血
bleeding	*n.* 出血
blepharitis	*n.* 睑炎
blepharoptosis	*n.* 眼睑下垂
blepharospasm	*n.* 睑痉挛
blindness	*n.* 失明
blockage	*n.* 阻塞
blocker	*n.* 阻断剂
blurred	*a.* 模糊不清的
bout	*n.*（疾病的）发作
bowel	*n.* 肠
brachial	*a.* 臂的，肱的
bradycardia	*n.* 心动过缓
bradykinesia	*n.* 运动徐缓，动作迟缓
bradypnea	*n.* 呼吸徐缓
brainstem	*n.* 脑干
breakdown	*n.* 分解
breast	*n.* 乳房，胸部
breastbone	*n.* 胸骨
breeding	*n.* 繁殖
bronchi	*n.* 支气管（bronchus 的复数）
bronchial	*a.* 支气管的
bronchiectasis	*n.* 支气管扩张
bronchiole	*n.* 细支气管
bronchitis	*n.* 支气管炎
bronchoscopy	*n.* 支气管镜检
bronchospasm	*n.* 支气管痉挛

bronchus	*n.* 支气管
brow	*n.* 眉毛
bruise	*n.* 擦伤，伤痕
buccal	*a.* 颊的
bundle	*n.*（肌肉、神经的）束
buttock	*n.* 臀部
bypass	*n.* 旁路，分流术
C	
caffeine	*n.* 咖啡因
calcification	*n.* 钙化
calcify	*v.* 使钙化
calcitonin	*n.* 降钙素
calcium	*n.* 钙
calculus	*n.* 结石
calf	*n.* 腓肠，小腿
callosum	*n.* 胼胝体
calory	*n.* 卡路里
canal	*n.* 管，道
cancerous	*a.* 癌症的
canine	*n.* 犬齿
capillary	*n.* 毛细血管
capsule	*n.* 胶囊
carbohydrate	*n.* 碳水化合物
carbon	*n.* 碳
carbonate	*n.* 碳酸盐
carcinogen	*n.* 致癌物质
carcinogenesis	*n.* 致癌作用
carcinogenic	*a.* 致癌的，致癌物的
carcinoma	*n.* 癌，恶性上皮细胞瘤
cardiac	*a.* 心脏的，心脏病的
cardialgia	*n.* 胃灼痛，心痛
cardiologist	*n.* 心脏病学家

续表

cardiology	n. 心脏病学
cardiomegaly	n. 心脏肥大
cardiopulmonary	a. 心肺的，与心肺有关的
cardiovascular	a. 心血管的
carditis	n. 心脏炎
carpal	n. 腕骨
carrier	n. 带菌者
cartilage	n. 软骨
cartilaginous	a. 软骨的，软骨质的
catabolism	n. 分解代谢
categorize	v. 把……归类
category	n. 种类，类别
catgut	n. 肠线，羊肠线
catheter	n. 导管，导尿管
catheterization	n. 导管插入
cavity	n. 腔
cecum	n. 盲肠
celiac	a. 腹的，腹腔的
cellular	a. 细胞的
centesis	n. 穿刺术
centigrade	a. 摄氏温度的
centrosome	n.（细胞的）中心体
cephalalgia	n. 头痛
cephalic	a. 头的
cephalometer	n. 头部测量器
cerebellum	n. 小脑
cerebral	a. 大脑的，脑的
cerebrospinal	a. 脑脊髓的
cerebrovascular	a. 脑血管的
cerebrum	n. 大脑
cervical	a. 颈的，子宫颈的
cervix	n. 子宫颈，颈部

cesarean	n. 剖宫产手术
chamber	n. (身体或器官内的)室，腔
cheilitis	n. 唇炎
cheiloplasty	n. 唇成形术
cheilosis	n. 唇干裂
chemoprevention	n. 化学预防
chemotherapy	n. 化学疗法
chest	n. 胸
chew	v. 咀嚼
chickenpox	n. 水痘
choana	n. 后鼻孔
chloride	n. 氯化物
chlorine	n. 氯
choke	v. 窒息，噎
cholecyst	n. 胆囊
cholecystectomy	n. 胆囊切除术
cholecystitis	n. 胆囊炎
choledoch	n. 胆总管
cholelith	n. 胆石
cholelithotripsy	n. 碎胆石术
cholemesis	n. 呕胆
cholera	n. 霍乱
cholestasis	n. 胆汁阻塞，胆汁郁积
cholesterol	n. 胆固醇
chondral	a. 软骨的
chondrectomy	n. 软骨切除术
chondritis	n. 软骨炎
chondrodysplasia	n. 软骨发育异常
chondromalacia	n. 软骨软化
chromatin	n. 染色质
chromosome	n. 染色体
chronic	a. 慢性的

chyme	n. 食糜
cilia	n. 纤毛，睫毛
ciliary	a. 纤毛的，睫毛的
circadian	a. 生理节奏的
circulation	n. 流通，传播，循环
circulatory	a. 血液循环的
circumduction	n. 环形
circumoral	a. 口周的
cirrhosis	n. 硬化，肝硬化
clamp	n. 夹子
clavicle	n. 锁骨
clearance	n. 清除
clinic	n. 临床，诊所
clinical	a. 临床的，诊所的
clinician	n. 临床医生
clone	vt. 无性繁殖，复制
cloning	n. 克隆
closure	n. 闭合，封闭
clot	n. 凝块，黏团（尤指血块）
clubfoot	n. 畸形足
cluster	n. 群，簇
coagulate	v. 凝固
coagulation	n. 凝固
cocaine	n. 可卡因
coccus	n. 球菌
coccygeal	a. 尾骨的
coccyx	n. 尾骨
cochlea	n. 耳蜗
cochlear	a. 耳蜗的
cocktail	n. 鸡尾酒疗法
cognition	n. 认识，认知
cognitive	a. 认识的，认知的

cohort	n. 队列
colic	n. (尤见于婴儿的)腹绞痛
colitis	n. 结肠炎
collagen	n. 胶原，胶原质
collarbone	n. 锁骨
colloid	a. 胶质的，胶体的
colon	n. 结肠
colorectal	a. 结肠直肠的
colostomy	n. 结肠造口术
colpitis	n. 阴道炎
colporrhaphy	n. 阴道缝合术
colposcope	n. 阴道镜
coma	n. 昏迷
comminuted	a. 粉碎的
commissural	a. 合缝处的，连和的
comorbidity	n. 共病，并存疾病
complement	v. 补充
complementary	a. 互补的，补充的
complexity	n. 复杂性
complication	n. 并发症
composition	n. 构造，成分
compound	n. 混合物
compress	n. 敷布
computerized tomography（CT）	n. 计算机断层成像
concentration	n. 浓度
condom	n. 避孕套
conduct	v. 组织，实施，进行
condyloid	a. 髁状的
configuration	n. 外形，轮廓
congenital	a. 先天的
congest	v. 充血
congestion	n. 充血

congestive	a. 充血的，充血性的
conjunctiva	n. 结膜
conjunctivitis	n. 结膜炎
constipation	n. 便秘
consume	v. 消耗
consumption	n. 消耗
contagious	a. 感染性的
contaminate	v. 污染
contamination	n. 污染
contraceptive	n. 避孕用具，避孕药
contract	v. 收缩
contractile	a. 可收缩的
contraction	n. 收缩
contralateral	a. 对侧的
controversial	a. 有争议的
convoluted	a. 回旋的，结构复杂的
convolution	n. 脑回
convulsion	n. 惊厥
cord	n. 索状组织，索，带
core	n. 核心
corectopia	n. 瞳孔异位
coreoplasty	n. 瞳孔成形术
cornea	n. 角膜
corneal	a. 角膜的
corneoiritis	n. 角膜虹膜炎
corneoscleral	a. 角膜巩膜的
coronary	a. 冠状的
corpse	n. 尸体
corpus	n. 体
corrosion	n. 腐蚀，侵蚀
cortex	n. 皮质

corticotropin	n. 促肾上腺皮质激素
cortisol	n. 皮质醇，氢化可的松
cosmetic	a. 美容的
costal	a. 肋骨的
costectomy	n. 肋骨切除术
cough	v. 咳嗽
count	n. 计数
crack	n. 破裂
cramp	n. 痉挛，绞痛
cranial	a. 颅的，与颅骨有关的
craniectomy	n. 颅骨切除术
craniocele	n. 脑膨出
craniocerebral	a. 颅脑的
craniometer	n. 颅测量器
cranioplasty	n. 颅成形术
craniotomy	n. 颅骨切开术
cranium	n. 颅
cricoid	n. 环状软骨
crippled	a. 跛的，残疾的
criterion	n. 标准，准则，规范
cryotherapy	n. 冷冻疗法
culture	n. 培养
cupping	n. 拔火罐
cure	v. 治疗，治愈
cutaneous	a. 皮肤的
cyanosis	n. 发绀，青紫
cycle	n. 循环，周期
cyclosporine	n. 环孢素
cyclothymia	n. 躁郁性气质，循环性精神病
cyst	n. 囊肿，包囊，膀胱
cystic	a. 囊肿的，膀胱的
cystectomy	n. 囊切除术

cystitis	n. 膀胱炎
cystocele	n. 膀胱突出（症）
cystoplasty	n. 膀胱成形术
cystoscope	n. 膀胱内部检验镜
cystoscopy	n. 膀胱镜检查
cytogenetics	n. 细胞遗传学
cytology	n. 细胞学
D	
deactivate	v. 使无效，使不活动
deafness	n. 聋，听力不佳
dearticulation	n. 关节脱位
decompensate	v. 代谢失调
decompose	v. 分解
defecate	v. 排便
defecation	n. 排便
defect	n. 缺陷
defective	a. 有缺陷的
defense	n. 防御
deficiency	n. 缺乏
deform	v. 变形；变畸形
deformation	n. 变形
deformity	n. 畸形
degenerate	v. 使退化
degeneration	n. 退化，变性
degenerative	a. (疾病)恶化的，变性的，退化的
degradation	n. 退化，降级，降解
degrade	v. 退化，降级，降解
dehydration	n. 脱水
delivery	n. 分娩，递送
dementia	n. 痴呆
demerol	n. 哌替啶
demography	n. 人口统计学

demonstrate	v. 证明，展示，论证
denervation	n. 去神经支配法
dendrite	n. 树突
density	n. 密度
dental	a. 牙科的，牙齿的
dentalgia	n. 牙痛
dentin	n. 牙质
dentistry	n. 牙科学
deoxygenate	v. 去氧，脱氧
deoxyribonucleic	a. 脱氧核糖核的
depression	n. 沮丧，忧愁，抑郁症
depressive	a. 抑郁的，压抑的
derma	n. 真皮，皮肤
dermatitis	n. 皮肤炎
dermatologist	n. 皮肤科医生
dermatology	n. 皮肤医学
dermatomyositis	n. 皮肌炎
dermatosis	n. 皮肤病
detoxify	v. 解毒
develop	v. 发育，发展
dextral	a. 右旋的，右侧的，用右手的
diabetes	n. 糖尿病
diagnose	v. 诊断
diagram	n. 图表
dialysis	n. 透析
diaper	n. 尿布
diaphoresis	n. 发汗
diaphragm	n. 隔膜
diarrhea	n. 腹泻
diarthrosis	n. 动关节
diastole	n. 心脏舒张
diastolic	a. 心脏舒张的

diencephalon	n. 间脑
dietary	a. 饮食的
differential	a. 差别的
differentiate	v. 区分，区别
differentiation	n. 分化，区别
diffuse	v. 扩散
diffusion	n. 扩散
digest	v. 消化
digestion	n. 消化
digestive	a. 消化的
dilate	v. 扩大，膨胀
dilation	n. 扩大，膨胀
dilute	v. 稀释
diminish	v. 减少，缩小
dioxide	n. 二氧化物
diphtheria	n. 白喉
diplopia	n. 复视
disability	n. 残疾
disable	v. 使失去能力，使残废
disabled	a. 残疾的，有缺陷的
disc	n. 盘
discharge	n. 出院，（液体、气体等的）排出
discrete	a. 分离的
disease	n. 疾病
dislocation	n. 脱臼
disorder	n. 障碍，失调，疾病
dispensary	n. 配药房
dispense	v. 分配，分发
dissect	v. 解剖
disseminate	v. 传播
dissolve	v. 溶解
distal	a. 末梢的，末端的

diuresis	*n.* 利尿，多尿
diuretic	*a.* 利尿的　　*n.* 利尿剂
diverticulitis	*n.* 憩室炎
diverticulosis	*n.* 憩室病
dizziness	*n.* 眩晕
dizzy	*a.* 眩晕的
donate	*v.* 捐献
donor	*n.* 供体，供者
dopamine	*n.* 多巴胺
dorsal	*a.* 后背的，脊的
dorsalgia	*n.* 背痛
dorsiflexion	*n.* 背屈
dose	*n.* 剂量
drain	*v.* 引流
drainage	*n.* 引流
dressing	*n.* （保护伤口的）敷料
dropsy	*n.* 水肿
drowsiness	*n.* 睡意，困倦
drowsy	*a.* 瞌睡的
duct	*n.* 输送管，导管
ductal	*n.* 导管的
duodenal	*a.* 十二指肠的
duodenitis	*n.* 十二指肠炎
duodenostomy	*n.* 十二指肠造口术
duodenotomy	*n.* 十二指肠切开术
duodenum	*n.* 十二指肠
duplicate	*v.* 复制
duration	*n.* 持续，持续的时间
dwarfism	*n.* 侏儒症，矮小
dye	*v.* 染色
dysentery	*n.* 痢疾
dysfunction	*n.* 功能紊乱，功能障碍

续表

dysmenorrhea	*n.* 痛经
dyspepsia	*n.* 消化不良
dysphagia	*n.* 吞咽困难
dysphasia	*n.* 言语障碍症
dysphonia	*n.* 发声困难
dysplasia	*n.* 发育不良，发育异常
dyspnea	*n.* 呼吸困难
dysthymia	*n.* 心境恶劣，精神抑郁
dystonia	*n.* 肌张力障碍
dystrophy	*n.* 营养障碍，营养失调
dysuria	*n.* 排尿困难
E	
eardrum	*n.* 鼓膜，耳膜
echocardiography	*n.* 超声心动描记术
ectopic	*a.* 异位的，异常的
eczema	*n.* 湿疹
edema	*n.* 水肿
effectiveness	*n.* 有效性
efficacy	*n.* 疗效
effusion	*n.* 渗出
egg	*n.* 卵子
elastic	*a.* 有弹性的，灵活的
elasticity	*n.* 弹性，灵活性
elbow	*n.* 肘部
electrocardiogram	*n.* 心电图
electrocardiograph	*n.* 心电图仪
electrocardiography	*n.* 心电描记法
electroconvulsive	*a.* 电惊厥的，电休克的
electrode	*n.* 电极
electroencephalogram	*n.* 脑电图
electroencephalography	*n.* 脑电描记法
electrolyte	*n.* 电解液，电解质

electromagnetic	*a.* 电磁的
electromyograph	*n.* 肌电图仪
elevate	*v.* 提高，提升
elevation	*n.* 提高
eliminate	*v.* 消除
elimination	*n.* 消除
elongate	*v.* 拉长，延长
elongation	*n.* 伸长，延长
embed	*v.* 嵌入
embolism	*n.* 栓塞
embolus	*n.* 栓子，栓塞物
embryo	*n.* 胚胎
embryology	*n.* 胚胎学
embryonic	*a.* 胚胎的
emergency	*n.* 紧急情况
emesis	*n.* 呕吐
emetic	*n.* 催吐剂　*a.* 催吐的
emotional	*a.* 情绪的，易激动的
emphysema	*n.* 气肿，肺气肿
enamel	*n.* 牙釉质
encase	*v.* 包住
encephalitis	*n.* 脑炎
encephalocele	*n.* 脑膨出
encephaloma	*n.* 脑瘤
encephalon	*n.* 脑
encephalopathy	*n.* 脑病
encephalorrhagia	*n.* 脑出血
encompass	*v.* 包括，包含
encyst	*v.* 包在囊内
endemic	*a.* 地方性的
endermic	*a.* 涂在皮肤上的，经皮肤发生作用的
endocarditis	*n.* 心内膜炎

endocardium	*n.* 心内膜
endocrine	*a.* 内分泌（腺）的
endometritis	*n.* 子宫内膜炎
endometrium	*n.* 子宫内膜
endoscope	*n.* 内窥镜，内诊镜
endoscopy	*n.* 内窥镜检查
endothelial	*n.* 内皮的
enema	*n.* 灌肠剂
energetic	*a.* 精力充沛的
enroll	*v.* 登记
enteritis	*n.* 肠炎
enterocele	*n.* 肠疝
enterotoxin	*n.* ［基医］肠毒素
enzyme	*n.* 酶
epicardium	*n.* 心外膜
epidemic	*a.* 流行的，传染性的
epidemiological	*a.* 流行病学的
epidemiologist	*n.* 流行病学家
epidemiology	*n.* 流行病学，传染病学
epidermis	*n.* 表皮
epiglottis	*n.* 会厌
epilepsy	*n.* 癫痫
episode	*n.* （某疾病的）发作期
epithalamus	*n.* 上丘脑
epithelial	*a.* 上皮的
epithelium	*n.* 上皮细胞
equivalent	*a.* 相等的，等效的，等量的
eradicate	*v.* 根除
erosion	*n.* 侵蚀，腐蚀
erythroblast	*n.* 有核红血球，成红细胞
erythrocyte	*n.* 红细胞
erythropoiesis	*n.* 红细胞生成

esophagogastrostomy	*n.* 食管胃吻合术
esophageal	*a.* 食管的
esophagus	*n.* 食管
esthesia	*n.* 感觉
esthesiometer	*n.* 触觉测量器
estrogen	*n.* 雌激素
ethical	*a.* 伦理的
etiologic	*a.* 病因学的，病原的
etiology	*n.* 病因学
eugenics	*n.* 优生学
evacuate	*v.* 排空（肠胃等），排泄（粪便等）
excise	*v.* 切除
excision	*n.* 切除
exclude	*v.* 排除
exclusion	*n.* 排除
excrete	*vt.* 排泄，分泌
excretion	*n.* 排泄，分泌物
exocrine	*a.* 外分泌的，外分泌腺的
exert	*v.* 运用，发挥
exhalation	*n.* 呼气
exhale	*v.* 呼气
exhaustion	*n.* 耗尽，精疲力竭
expel	*v.* 排出
expiration	*n.* 呼气
expiratory	*a.* 呼气的
expire	vi. 呼气
exterior	*a.* 外部的
extirpation	*n.* 摘除术，根除
extracellular	*a.* 细胞外的
extract	*v.* 提取，提炼
extraction	*n.* 提取，提炼
extrauterine	*a.* 子宫外的

extremities	n. 四肢
exudate	n. 渗出物，渗出液
eyeball	n. 眼球
eyebrow	n. 眉毛
eyelid	n. 眼睑
F	
fahrenheit	n. 华氏温标
faint	a. 头晕的，虚弱的，衰弱的
familial	a. 家族的，家庭的，遗传的
farsightedness	n. 远视
fascia	n. 筋膜
fasting	n. 禁食
fat	n. 脂肪
fatal	a. 致命的
fatigue	n. 疲劳
febrile	a. 发热的，发烧的
fecal	a. 排泄物的
feces	n. 排泄物，粪便
feedback	n. 反馈
feeding	n. 饲养
female	a. 女性的，雌性的
femoral	a. 股骨的
femur	n. 股骨
ferment	n. 发酵，酵素
fertile	a. 能生育的
fertility	n. 生育能力
fertilization	n. 受精
fetal	a. 胎儿的
fetus	n. 胎儿
fever	n. 发烧，发热
fiber	n. 纤维
fibrillation	n. 纤维性颤动

fibrin	*n.* 纤维蛋白
fibroblast	*n.* 成纤维细胞
fibroma	*n.* 纤维瘤
fibrosis	*n.* 纤维化，纤维变性
fibrous	*a.* 纤维的，纤维性的
fibula	*n.* 腓骨
film	*n.* 薄膜
filter	*v.* 过滤
finger nail	*n.* 指甲
fission	*n.* 裂变，分裂
fissure	*n.* 裂缝
fist	*n.* 拳头
fistula	*n.* 瘘管
fixation	*n.* 固定，定位
flake	*v.* 剥落，成片状剥落
flaky	*a.* 薄片的，薄而易剥落的
flatulence	*n.* 肠胃气胀
flesh	*n.* 肉
flexibility	*n.* 灵活性
flexion	*n.* 弯曲，屈曲
flexor	*n.* 屈肌
flu	*n.* 流感
fluctuation	*n.* 波动
fluid	*n.* 流体，液体
focus	*n.* 焦点，病灶
follicle	*n.* 卵泡，滤泡，毛囊
followup	*n.* 随访
foot	*n.* 脚
foramen	*n.* 小孔，椎间孔
forefinger	*n.* 食指
forehead	*n.* 前额
fracture	*n.* 断裂，骨折

续表

fragile	a. 脆弱的，易碎的
fragment	n. 碎片
framework	n. 框架，骨架，结构
fundamental	a. 基本的，根本的
fundus	n. 基底，底部
fungus	n. 真菌，霉菌
fusion	n. 融合
G	
gall	n. 胆汁
gallbladder	n. 胆囊
gallstone	n. 胆石
ganglion	n. 神经节
gaseous	a. 气态的，气体的
gasp	n. 喘气
gastralgia	n. 胃痛
gastrectasia	n. 胃胀，胃扩张
gastrectomy	n. 胃切除术
gastric	a. 胃的，胃部的
gastrin	n. 胃泌激素
gastritis	n. 胃炎
gastroduodenostomy	n. 胃与十二指肠吻合术
gastroenteritis	n. 肠胃炎
gastroenterology	n. 肠胃病学
gastrointestinal	a. 胃肠的
gastroscope	n. 胃镜
gauze	n. 纱布
gel	n. 凝胶
genetic	a. 遗传的，基因的
genetics	n. 遗传学
genital	a. 生殖的
genitourinary	a. 泌尿生殖器的
genome	n. 基因组

genotype	n. 基因型
geriatric	a. 老人的，老年医学的
geriatrics	n. 老年病学，老年患者
geriatrician	n. 老年病学专家
germ	n. 细菌
germicide	n. 杀菌剂，杀菌物
gerontology	n. 老年医学，老年病学，老人学
gingiva	n. 齿龈
gingivectomy	n. 龈切除术
gingivitis	n. 齿龈炎
girdle	n. 肢带骨，围绕物
gland	n. 腺
glandular	a. 腺的，腺状的
glia	n. 胶质细胞，神经胶质细胞
globulin	n. 球蛋白
glossal	a. 舌的
glossalgia	n. 舌痛
glossitis	n. 舌炎
glottis	n. 声门
glucagon	n. 胰高血糖素
glucose	n. 葡萄糖
glycemia	n. 血糖过多
glycerol	n. 甘油，丙三醇
glycogen	n. 糖原
glycolysis	n. 糖酵解
glycosuria	n. 葡萄糖尿，糖尿
gonad	n. 性腺
gout	n. 痛风
grade	v. 评分，分级
graft	n. 移植
granule	n. 颗粒
granulocyte	n. 粒细胞

gum	n. 牙龈
gut	n. 肠
gynecologist	n. 妇科医生
gynecology	n. 妇科学
gyrus	n. 脑回
H	
hairy	a. 多毛的
handicapped	a. 残疾的，有生理缺陷的
harelip	n. 兔唇，唇裂
harm	n. 伤害，损害
hazard	n. 危险，风险
head	n. 头
heal	v. 治愈，痊愈
healer	n. 治疗师
healing	n. 康复
healthy	a. 健康的
hearing	n. 听力
heart	n. 心脏
heartbeat	n. 心跳
heartburn	n. 胃痛，胃灼热，心灼热，心痛
heatstroke	n. 中暑
heel	n. 脚后跟，踵
height	n. 身高
hemangioma	n. 血管瘤
hematemesis	n. 吐血，呕血
hematologist	n. 血液学家
hematology	n. 血液学
hematoma	n. 血肿
hematuria	n. 血尿，血尿症
heme	n. 亚铁血红素
hemiplegia	n. 偏瘫，半身麻痹
hemisphere	n. （大脑的）半球

hemodialysis	*n.* 血液透析
hemoglobin	*n.* 血红蛋白
hemolysis	*n.* 溶血（现象），血细胞溶解
hemolytic	*a.* 溶血的
hemophilia	*n.* 血友病
hemoptysis	*n.* 咯血
hemorrhage	*n.* 出血
hemorrhoid	*n.* 痔疮
hemostasis	*n.* 止血
hemothorax	*n.* 血胸，胸腔积血
heparin	*n.* 肝素
hepatectomy	*n.* 肝切除术
hepatic	*a.* 肝的
hepatitis	*n.* 肝炎
hepatomegaly	*n.* 肝大
hepatosis	*n.* 肝功能障碍，肝病
herb	*n.* 药草
herbal	*a.* 草药的，草本的
herbalist	*n.* 草药医生
hereditary	*a.* 遗传的
hernia	*n.* 疝气，脱肠
herniorrhaphy	*n.* 疝缝手术，疝修补术
heroin	*n.* 海洛因
heterochromatin	*n.* 异染色质
heterogeneous	*n.* 异质的，异种的
hiccup	*n.* 打嗝
highlight	*v.* 突出，强调
hilum	*n.* [解剖] 门
hindbrain	*n.* 后脑
hip	*n.* 臀部
histamine	*n.* 组胺
histological	*a.* 组织学的

续表

histology	n. 组织学
history	n. 病史
hoarse	a. 嘶哑的
homeostasis	n. 体内平衡
homosexuality	n. 同性恋
hormonal	a. 荷尔蒙的，激素的
hormone	n. 荷尔蒙，激素
hospice	n. 临终关怀
hospitalization	n. 住院治疗
hospitalize	v. 就医，送……进医院治疗
host	n. 宿主
humerus	n. 肱骨
humor	n. 体液
humoral	a. 体液的
hydration	n. 水合作用
hydrocarbon	n. 碳氢化合物
hydrocephalus	n. 脑积水
hydrogen	n. 氢
hydrolysis	n. 水解作用
hydronephrosis	n. 肾盂积水
hydrophobia	n. 恐水
hydropic	a. 水肿的
hydrothorax	n. 胸膜积水
hygiene	n. 卫生，卫生学，保健
hygienic	a. 卫生的，卫生学的，保健的
hyperacid	a. 酸过多的，胃酸过多的
hyperactivity	n. 极度活跃，活动过度
hypercapnia	n. 高碳酸血症
hyperplasia	n. 增生，畸形生长
hyperpnea	n. 呼吸过度
hypertension	n. 高血压
hyperthyroidism	n. 甲状腺功能亢进症

hypertrophy	*n.* 肥大
hypnosis	*n.* 催眠
hypnotherapy	*n.* 催眠疗法
hypocalcemia	*n.* 低血钙症，血钙过少
hypoesthesia	*n.* 感觉迟钝
hypoglossal	*a.* 舌下的，舌下神经的
hypoplasia	*n.* 发育不全
hypotension	*n.* 低血压
hypothalamus	*n.* 下丘脑
hypothermia	*n.* 低体温
hypothesis	*n.* 假设
hypothetical	*a.* 假设的
hypothyroidism	*n.* 甲状腺功能减退症
hypoxemia	*n.* 低氧血症，血氧不足
hypoxia	*n.* 低氧，缺氧
hysterectomy	*n.* 子宫切除
hysterocele	*n.* 子宫疝，子宫脱垂
hysteromyoma	*n.* 子宫肌瘤
hysteropexy	*n.* 子宫固定术
hysterotomy	*n.* 子宫切开术
I	
identical	*a.* 完全相同的，同卵的
identification	*n.* 确定，鉴定，识别
identify	*v.* 确定，鉴定，识别
ileocecal	*a.* 回盲肠的
ileum	*n.* 回肠
ileus	*n.* 肠梗阻，肠阻塞
illness	*n.* 疾病
illusion	*n.* 幻觉
illustrate	*v.* 举例说明，图解
image	*n.* 影像
imaging	*n.* 成像，影像学

续表

imbalance	n. 不平衡
immature	a. 不成熟的，发育不全的
immaturity	n. 未成熟
immobile	a. 固定的
immobilization	n. 固定
immune	a. 免疫的
immunity	n. 免疫力
immunize	v. 使免疫
immunochemistry	n. 免疫化学
immunodeficiency	n. 免疫缺陷
immunogenicity	n. 免疫原性，致免疫性
immunoglobulin	n. 免疫球蛋白
immunologic	a. 免疫学的
immunology	n. 免疫学
immunoregulation	n. 免疫调节
immunosuppressive	a. 免疫抑制的
immunotherapy	n. 免疫疗法
impairment	n. (身体机能的)损伤，削弱
implant	vt. 种植，植入，移植
implantation	n. 移植，植入，移植
impulse	n. 刺激，(神经)冲动
inability	n. 无能力
inactivate	v. 阻止活动，灭活
inadequate	a. 不充分的
inborn	a. 天生的，先天的
incidence	n. 发生率
incision	n. 切口，切开
include	v. 包含，包括
incomplete	a. 不完全的
index	n. 指数
indicator	n. 指标
indigestion	n. 消化不良

induce	v. 引起
infant	n. 婴儿，幼儿
infarction	n. 梗死
infect	v. 感染，传染
infection	n. 感染，传染
infectious	a. 传染的，易传染的
inferior	a. 低级的
infertile	a. 不能生殖的
infiltration	n. 浸润
inflammation	n. 发炎，炎症
inflammatory	a. 发炎的，炎症性的
influenza	n. 流行性感冒
ingest	v. 摄取，咽下
ingestion	n. 摄取，咽下
ingredient	n. 组成部分
inhalation	n. 吸入
inhale	v. 吸入，吸气
inheritance	n. 遗传
inhibit	v. 抑制
inhibition	n. 抑制
inhibitor	n. 抑制剂
inhibitory	a. 抑制的
initiate	v. 开始
inject	v. 注射
injection	n. 注射
injury	n. 伤害，损害
innate	a. 先天的
innervation	n. 神经分布，神经支配
inorganic	a. 无机的
inpatient	n. 住院患者
inquiry	n. 探究，调查
insanitary	a. 不卫生的

insoluble	a. 不能溶解的
insomnia	n. 失眠症，失眠
inspection	n. 检查，望诊
inspiratory	a. 吸入的，吸气的
instability	n. 不稳定(性)
instruction	n. 指示，用法说明
instrument	n. 仪器
insufficient	a. 不足的
insulin	n. 胰岛素
intake	n. 摄入(量)
intellectual	a. 智力的
intense	a. 强烈的
intensity	n. 强度
intensive	a. 加强的
intercellular	a. 在细胞间的
intercostal	a. 肋间的
intermittent	a. 间歇的
intern	n. 实习生，实习医师
internal	a. 内部的，体内的
interstitial	a. 间质的
intervention	n. 介入，干预
intervertebral	a. 椎间的
intestinal	a. 肠的
intestine	n. 肠
intolerance	n. 不耐受
intracellular	a. 细胞内的
intracranial	a. 颅内的
intravascular	a. 血管内的
intussusception	n. 肠套叠
invade	v. 侵袭，侵入
invasion	n. 入侵，侵袭
invasive	a. 入侵性的，扩散的

inversion	*n.* 内翻，倒置
investigate	*v.* 调查，研究
iodine	*n.* 碘酒
iridectomy	*n.* 虹膜切除术
iris	*n.* 虹膜
iritis	*n.* 虹膜炎
irradiation	*n.* 放射
irreversible	*a.* 不可逆的
irrigate	*v.* 灌溉，冲洗
irritate	*v.* 刺激
irritation	*n.* 刺激
ischemia	*n.* 缺血
ischemic	*a.* 缺血性的
islet	*n.* 胰岛
isolate	*v.* 隔离
isolation	*n.* 隔离
isotope	*n.* 同位素
itchy	*a.* 发痒的
J	
jaundice	*n.* 黄疸
jaw	*n.* 颌，下巴
jejunum	*n.* 空肠
jel	*n.* 凝胶
joint	*n.* 关节，接缝
juvenile	*a.* 青少年的
K	
keratopathy	*n.* 角膜病
keratoplasty	*n.* 角膜移植术
kidney	*n.* 肾脏
kinase	*n.* 激酶
kinetics	*n.* 动力学
knee	*n.* 膝盖

续表

knot	n. 结，肿块
L	
label	n. 标签
labium	n. 阴唇
labor	n. 分娩
laboratory	n. 实验室，研究室
lacrimal	a. 泪的，泪腺的
lactation	n. 泌乳，哺乳期
lactate	n. 乳酸
lactogenic	a. 催乳的
lactose	n. 乳糖
laminectomy	n. 椎板切除术
lancet	n. 柳叶刀
laproscopy	n. 腹腔镜检查
laparotomy	n. 剖腹手术
laryngeal	a. 喉的
laryngitis	n. 喉炎
laryngopharynx	n. 咽喉
laryngoscope	n. 喉镜
larynx	n. 喉，喉头
laser	n. 激光
latency	n. 潜伏
lateral	a. 侧面的
laxative	n. 泻药
length	n. 长度
lens	n. 晶（状）体
lesion	n. 损害，身体上的伤害，功能障碍
leukemia	n. 白血病
leukocyte	n. 白细胞
leukocytosis	n. 白细胞增多
lifespan	n. 寿命
ligament	n. 韧带

likelihood	n. 可能性，可能
limb	n. 肢，臂
lining	n. (身体器官内壁的)膜
link	v. 连接
lip	n. 嘴唇
lipase	n. 脂肪酶
lipid	n. 脂类，油脂
lipoid	a. 类脂的
lipolysis	n. 脂类分解
lipoma	n. 脂肪瘤
lipoprotein	n. 脂蛋白
liposarcoma	n. 脂肪肉瘤
lithiasis	n. 结石病
lithogenesis	n. 结石形成
lithotripsy	n. 碎石术
liver	n. 肝脏
lobe	n. (脑、肺等的)叶
lobular	a. 有小叶的
local	a. 局部的
localize	v. 局部化
locate	v. 定位
location	n. 定位
lockjaw	n. 破伤风，牙关紧闭症
loneliness	n. 寂寞，孤独
longevity	n. 寿命
longitudinal	a. 纵向的
lubricate	v. 润滑
lubrication	n. 润滑
lumbar	n. 腰椎
lump	n. 肿块，瘤
lung	n. 肺
luteotropic	a. 促黄体的

lymph	n. 淋巴
lymphatic	a. 淋巴的
lymphocyte	n. 淋巴细胞
lysosome	n. 溶酶体
M	
macrocyte	n. 大红细胞，巨红细胞
macrophage	n. 巨噬细胞
macroscopic	a. 宏观的，肉眼可见的
magnesium	n. 镁
magnetic	a. 有磁性的
majority	n. 多数
malabsorption	n. 吸收不良
malaise	n. 不舒服，心神不宁
malaria	n. 疟疾
malformation	n. 畸形，变形
malfunction	n. 功能障碍
malignancy	n. 恶性(肿瘤等)
malignant	a. 恶性的
malnutrition	n. 营养失调，营养不良
mammal	n. 哺乳动物
mammary	a. 乳腺的，乳房的
mammogram	n. 乳房 X 线片
mammography	n. 乳房 X 线照相术
mammoplasty	n. 乳房成形术
mandible	n. 下颌骨
mania	n. 狂热，狂躁
manic	a. 躁狂的
manifest	v. 表明，显示
manifestation	n. 表现，显示
manual	a. 用手的
marital	a. 婚姻的
marrow	n. 髓，骨髓

mask	n. 口罩
mass	n. 块，团
massage	n. 按摩，推拿
mastadenoma	n. 乳腺瘤
mastectomy	n. 乳房切除术
mastication	n. 咀嚼
mastitis	n. 乳腺炎
mastocarcinoma	n. 乳癌
maternal	a. 母亲的，母性的
maternity	n. 母性，妇产科
matrix	n. 基质
maturate	v. (使)成熟
maturation	n. 成熟
mature	a. 成熟的
maxilla	n. 上颌骨
measles	n. 麻疹
measure	v. 测量
measurement	n. 测量
mechanical	a. 机械的
mechanism	n. 机理
median	a. 中值的，中间的
medical	a. 医学的，药的
medicare	n. 医疗保险制度
medication	n. 药物，药物治疗
medicine	n. 医学，药
medulla	n. 髓质
melanocarcinoma	n. 黑素癌
melanocyte	n. 黑素细胞
membrane	n. 膜
meninges	n. 脑膜
meningitis	n. 脑膜炎
menopause	n. 更年期，绝经期

menorrhagia	n. 月经过多
menorrhalgia	n. 痛经
menorrhea	n. 行经
menstrual	a. 月经的
menstruation	n. 月经
mercury	n. 汞，水银
mesencephalon	n. 中脑
metabolic	a. 新陈代谢的
metabolism	n. 新陈代谢
metacarpal	n. 掌骨
metastasis	n. 转移
metastasize	v. 转移
metatarsal	n. 跖骨
metrorrhagia	n. 子宫出血，血崩症
microbiology	n. 微生物学
micron	n. 微米
microorganism	n. 微生物
microscope	n. 显微镜
midwife	n. 助产士
migraine	n. 偏头痛
mineral	n. 矿物质
minor	a. 微小的
miscarriage	n. 流产
misdiagnose	v. 误诊
mitochondria	n. 线粒体
mitral	a. 二尖瓣的
moderate	a. 轻度的
moist	a. 潮湿的
moisture	n. 湿度
molar	n. 臼齿，磨牙
mold	n. 霉菌
mole	n. 痣

molecular	*a.* 分子的
molecule	*n.* 分子
monitor	*n.* 监视器
monocyte	*n.* 单核细胞
morbid	*a.* 病态的
morbidity	*n.* 发病率
morphine	*n.* 吗啡
morphology	*n.* 形态学
mortal	*a.* 致死的
mortality	*n.* 死亡数，死亡率
mucosa	*n.* 黏膜
mucosal	*a.* 黏膜的
mucous	*a.* 黏液的，分泌黏液的
mucus	*n.* 黏液
multiple	*a.* 多发的
mumps	*n.* 流行性腮腺炎
muscle	*n.* 肌肉
muscular	*a.* 肌肉的
musculoskeletal	*a.* 肌（与）骨骼的
mutate	*v.* 突变
mutation	*n.* 突变
myasthenia	*n.* 肌无力
mycology	*n.* 真菌学
mycosis	*n.* 霉菌病
myelin	*n.* 髓鞘
myelitis	*n.* 脊髓炎，骨髓炎
myelocele	*n.* 脊髓突出
myelogram	*n.* 脊髓 X 光像
myeloma	*n.* 骨髓瘤
myocarditis	*n.* 心肌炎
myocardium	*n.* 心肌，心肌层
myopia	*n.* 近视

续表

myosclerosis	n. 肌硬化症
myositis	n. 肌炎，肌肉发炎
myospasm	n. 肌痉挛
myotonia	n. 肌强直
N	
nail	n. 指甲
naked	a. 裸体的
narcotherapy	n. 麻醉疗法
nasal	a. 鼻的
nasogastric	a. 鼻饲的
nasolacrimal	a. 鼻泪的
nasopharynx	n. 鼻咽
nausea	n. 恶心
neck	n. 脖子
necrosis	n. 坏死，坏疽
needle	n. 针
negative	a. 阴性的
negligible	a. 微不足道的，可以忽略的
neonatal	a. 新生的，初生的
neonate	n. 婴儿，(不足四周的)新生儿
neoplasitc	a. 瘤的，赘生的
neoplasm	n. 赘生物，瘤
nephrectomy	n. 肾切除术
nephritis	n. 肾炎
nephrolith	n. 肾结石
nephrology	n. 肾脏病学
nephron	n. 肾单位，肾元
nephroptosis	n. 肾下垂
nephrorrhaphy	n. 肾脏吻合术
nephrotic	a. 肾病的，肾病变的
nerve	n. 神经
nervous	a. 神经的

neural	a. 神经的，神经系统的
neuralgia	n. 神经痛
neurasthenia	n. 神经衰弱
neuritis	n. 神经炎
neuroblast	n. 成神经细胞
neurocranium	n. 脑颅，神经颅
neurofibroma	n. 纤维神经瘤
neuroglia	n. 神经胶质
neurological	a. 神经学上的
neurologist	n. 神经学家，神经科医师
neurology	n. 神经学
neuron	n. 神经元
neuropathy	n. 神经病
neurosis	n. 神经症，神经官能症
neuropsychiatric	a. 神经精神病学的
neurotransmitter	n. 神经递质
neutron	n. 中子
newborn	n. 新生儿
nicotine	n. 尼古丁
nipple	n. 乳头
nitrogen	n. 氮
nocturia	n. 夜尿症
node	n. 结节
nodule	n. 小结，小瘤
nomenclature	n. 术语
noninfected	a. 未被感染的
noninvasive	a. 无创的
nonsteroidal	a. 非类固醇的
nonrepinephrine	n. 去甲肾上腺素，降肾上腺素
normal	a. 正常的
nose	n. 鼻
nostril	n. 鼻孔

续表

notable	a. 值得注意的，显著的
notion	n. 概念
nourish	v. 滋养
nourishment	n. 营养品
novel	a. 新颖的
noxious	a. 有害的，有毒的
nuclear	a. 细胞核的
nucleic	a. 核的
nucleus	n. （细胞）核
numb	a. 麻木的，失去知觉的
numerical	a. 数值的
numerous	a. 许多的，很多的
nurse	n. 护士
nursing	n. 护理
nutrient	n. 营养物
nutriology	n. 营养学
nutrition	n. 营养
nutritional	a. 营养的
nutritionist	n. 营养学家
nutritious	a. 有营养的
nyctalopia	n. 夜盲症
O	
obese	a. 肥胖的，过胖的
obesity	n. 肥大，肥胖
observation	n. 观察
obstetrical	a. 产科的，助产的
obstetrician	n. 产科医师
obstetrics	n. 产科学，助产术
obstruct	v. 妨碍，阻塞
obstruction	n. 障碍，阻塞
obstructive	a. 阻碍的，妨碍的
occipital	a. 枕骨的

occult	*a.* （血液）（潜）隐的，神秘的
occurrence	*n.* 发生
ocular	*a.* 眼睛的，视觉的
oculist	*n.* 眼科医生
oculomotor	*a.* 动眼神经的
offspring	*n.* 后代
olfactory	*a.* 嗅觉的
oncologist	*n.* 肿瘤学家，肿瘤医师
oncology	*n.* 肿瘤学
onset	*n.* 发作
oophorectomy	*n.* 卵巢切除术
oophoritis	*n.* 卵巢炎
oophoropexy	*n.* 卵巢固定术
oospore	*n.* 合子
operation	*n.* 手术
ophthalmological	*a.* 眼科的
ophthalmologist	*n.* 眼科医师
ophthalmology	*n.* 眼科学
ophthalmopathy	*n.* 眼病
ophthalmoplegia	*n.* 眼肌麻痹，眼肌瘫痪
ophthalmoscope	*n.* 检眼镜，眼底镜
opium	*n.* 鸦片，麻醉剂
optic	*a.* 光学的，视觉的，眼睛的
optical	*a.* 光学的
optics	*n.* 光学
optometrist	*n.* 验光师
oral	*a.* 口腔的，口服的
orbit	*n.* 眼眶
orchitis	*n.* 睾丸炎
orexia	*n.* 食欲
organ	*n.* 器官
organic	*a.* 有机的，器官的

organism	n. 有机体，微生物
organization	n. 组织
oropharynx	n. 口咽
orthopedics	n. 矫形术，矫形外科学
orthopedist	n. 整形外科医师
orthopnea	n. 端坐呼吸
orthosis	n. 矫正法
osmosis	n. 渗透，渗透作用
osmotic	a. 渗透性的，渗透的
ossification	n. 骨化，成骨
osteitis	n. 骨炎
osteoarthritis	n. 骨关节炎
osteochondritis	n. 骨软骨炎
osteocyte	n. 骨细胞
osteoma	n. 骨瘤
osteomalacia	n. 骨软化，软骨病
osteomyelitis	n. 骨髓炎
osteonecrosis	n. 骨坏死
osteopenia	n. 骨量减少，骨质缺乏
osteoporosis	n. 骨质疏松症
osteosclerosis	n. 骨硬化
osteosynthesis	n. 接骨术，骨缝术
osteotomy	n. 截骨术
otalgia	n. 耳痛
otitis	n. 耳炎
otorhinolaryngologist	n. 耳鼻喉科学家
otorhinolaryngology	n. 耳鼻喉科学
outbreak	n.（疾病的）发作
outpatient	n. 门诊患者
ovarian	a. 卵巢的
ovary	n. 卵巢
overactive	a. 过于活跃的

overdose	n. 药量过多
overlap	v. 与……重叠
overlying	a. 覆盖于……的
overweight	a. 超重的
ovulation	n. 排卵
ovum	n. 卵子
oxide	n. 氧化物
oxidize	v. 氧化
oxygen	n. 氧气
oxygenate	v. 供氧，输氧
oxygenation	n. 氧化，氧化作用
oxytocin	n. 催产素，缩宫素
P	
pacemaker	n. 起搏器
pain	n. 疼痛
painkiller	n. 止痛药
palate	n. 颚
pale	a. 苍白的，无力的
palm	n. 手掌
palpation	n. 触诊
palpitate	v. 心悸
panaceas	n. 灵丹妙药，万能药
pancreatectomy	n. 胰切除术
pancreatic	a. 胰的，胰腺的
pancreatitis	n. 胰腺炎
pandemic	a. (疾病)在全国(或世界)流行的
papilla	n. 乳突
papule	n. 丘疹
paralysis	n. 麻痹，无力
paralyze	v. 使麻痹，使瘫痪
parameter	n. 参数，范围
paranasal	a. 鼻旁的，鼻侧的

paraplegia	n. 截瘫，半身不遂
parasite	n. 寄生虫
parasitology	n. 寄生虫学
parasympathetic	a. 副交感的
parathormone	n. 甲状旁腺素
parathyroid	a. 副甲状腺的
parental	a. 父母亲的
partial	a. 局部的
particle	n. 颗粒
passageway	n. 通道
patella	n. 膝盖骨，髌骨
pathogen	n. 病原体
pathogenesis	n. 发病机理
pathogenic	a. 致病的，病原的
pathogenicity	n. 致病性，病原性
pathological	a. 病理学的
pathologist	n. 病理学家
pathology	n. 病理学
pathophysiology	n. 病理生理学
patient	n. 病人，患者
peak	n. 峰值，顶点
pediatrician	n. 儿科医生
pediatrics	n. 小儿科，儿科学
pelvic	a. 骨盆的
pelvimeter	n. 骨盆测量器
pelvimetry	n. 骨盆测量
pelvis	n. 骨盆
penicillin	n. 青霉素
penis	n. 阴茎
pepsin	n. 胃蛋白酶
peptic	a. 消化的，胃蛋白酶的
perceive	v. 感觉，认知

perception	*n.* 意识，知觉
percussion	*n.* 叩诊
percutaneous	*a.* 经皮的
perforate	*v.* 穿孔
perforation	*n.* 穿孔
performance	*n.* 执行，表现
perfuse	*v.* 灌注，灌流（器官、组织、身体）
perfusion	*n.* 灌注，灌流
perianal	*a.* 肛周的
pericarditis	*n.* 心包炎
pericardium	*n.* 心包，心包膜
period	*n.* 周期，期间
peripheral	*a.* 外周的
peristalsis	*n.* 蠕动
peritoneal	*a.* 腹膜的
peritoneum	*n.* 腹膜
peritonitis	*n.* 腹膜炎
permeable	*a.* 能透过的，有渗透性的
permeate	*v.* 渗透
persistent	*a.* 持续的
perspective	*n.* 观点
pertussis	*n.* 百日咳
phage	*n.* 噬菌体
phagocytosis	*n.* 吞噬作用
phalange	*n.* 指骨，趾骨
pharmaceutical	*a.* 制药（学）的
pharmacodynamics	*n.* 药效学
pharmacokinetics	*n.* 药物（代谢）动力学
pharmacology	*n.* 药物学，药理学
pharmacy	*n.* 药房，药剂学
pharyngitis	*n.* 咽炎
pharyngoplasty	*n.* 咽部成形术

pharyngoscope	n. 咽镜
pharynx	n. 咽
phase	n. 阶段
phenomenon	n. 现象
phlebitis	n. 静脉炎
phlegm	n. 痰，黏液
phobia	n. 恐惧症
phonation	n. 发声
phosphate	n. 磷酸盐
phospholipid	n. 磷脂
phosphorus	n. 磷
photosensitive	a. 光敏性
physician	n. 医师，内科医师
physiological	a. 生理学的
physiology	n. 生理学
physiotherapist	n. 理疗医师
pigment	n. 色素
pill	n. 药丸
pimple	n. 丘疹，脓包，粉刺
pituitary	n.（脑）垂体
pivot	n. 枢轴，中心点
placebo	n. 安慰剂
placenta	n. 胎盘
plague	n. 瘟疫，鼠疫
plaque	n. 菌斑
plasma	n. 血浆
plaster	n. 石膏
plausible	a. 看似可信的
plate	n. 骨板
platelet	n. 血小板
pleura	n. 胸膜，肋膜
pleurisy	n. 胸膜炎，肋膜炎

pleuritis	*n.* 胸膜炎，肋膜炎
pleurodynia	*n.* 胸膜痛，肋肌痛
plexus	*n.*（血管、淋巴管、神经等的）丛
pneodynamics	*n.* 呼吸动力学
pneumaturia	*n.* 气尿
pneumococcal	*a.* 肺炎球菌的
pneumococcus	*n.* 肺炎球菌
pneumoconiosis	*n.* 尘肺病
pneumohemothorax	*n.* 气血胸
pneumology	*n.* 肺病学
pneumonectomy	*n.* 肺切除术
pneumonia	*n.* 肺炎
pneumothorax	*n.* 气胸
poison	*n.* 毒药
poisoning	*n.* 中毒
polio	*n.* 小儿麻痹症，脊髓灰质炎
polyarthritis	*n.* 多发性关节炎
polyp	*n.* 息肉
polypectomy	*n.* 息肉切除术
polyuria	*n.* 多尿症
pons	*n.* 脑桥
population	*n.* 群体，人口
pore	*n.* 毛孔
porta	*n.* 肝门
portion	*n.* 部分
positive	*a.* 阳性的
positron	*n.* 正电子
posterior	*a.* 在后面的，在后部的
postoperative	*a.* 手术后的
post-traumatic	*a.* 受伤后的
potassium	*n.* 钾
potency	*n.* 能力，潜力

续表

potent	a. 有效的，强有力的
potential	a. 潜在的
practitioner	n. 执业医师
preadolescence	n. 青春期前
precancerous	a. 癌症前期的
precaution	n. 预防，预防措施
preclinical	a. 临床前的
precursor	n. 前体
predisposition	n. 倾向，素质，易染病体质
predominant	a. 主要的，支配的
pregnancy	n. 怀孕
pregnant	a. 怀孕的
premature	a. 早产的
prenatal	a. 产前的，胎儿期的
preoperative	a. 外科手术前的
preparation	n. 准备，制备
prescribe	v. 开处方
prescription	n. 药方
present	v. (疾病)症状显露，展现
pressure	n. 压力
prevalence	n. 流行
prevalent	a. 流行的
prevent	v. 预防
prevention	n. 预防
preventive	a. 预防性的
primary	a. 初级的，原发的，首要的
principal	a. 主要的
principle	n. 原理
prior	a. (时间、顺序等)先前的，优先的
priority	n. 优先，优先权
probe	v. 探查
procedure	n. 步骤

proctoscopy	*n.* 直肠镜检查
progesterone	*n.* 黄体酮，孕酮
prognosis	*n.* 预后
prognostic	*a.* 预后的
prohibit	*v.* 阻止，禁止
project	*v.* 投射，投影
prolactin	*n.* 催乳激素
prolapse	*n.* (身体器官的)脱垂，下垂
prolong	*v.* 延长
prominent	*a.* 突出的，显著的
promote	*v.* 促进，提升
pronation	*n.* 旋前，内转
propel	*v.* 推进
prophylactic	*a.* 预防性的，预防疾病的
prophylaxis	*n.* 预防
proportion	*n.* 比例，占比
prospective	*a.* 前瞻性的
prostate	*n.* 前列腺
prostatectomy	*n.* 前列腺切除术
prostatic	*a.* 前列腺的
prostatitis	*n.* 前列腺炎
prosthesis	*n.* 假体
protective	*a.* 防护的
protein	*n.* 蛋白质
proteinuria	*n.* 蛋白尿
protocol	*n.* 方案，协议
proton	*n.* 质子
protoplasm	*n.* 原生质
prototype	*n.* 原型，样本
protraction	*n.* 前伸
proximal	*a.* 近端的
proximate	*a.* 最近的

续表

pseudo	a. 假性的
psoriasis	n. 牛皮癣
psychiatric	a. 精神病学的
psychiatrist	n. 精神病医生
psychiatry	n. 精神病学
psychoanalysis	n. 精神分析，心理分析
psychological	a. 心理的，心理学的
psychologist	n. 心理学家
psychology	n. 心理学
psychosis	n. 精神病，精神错乱
psychotic	a. 精神病的
ptosis	n. 下垂
puberty	n. 青春期
pulmonary	a. 肺的
pulp	n. 牙髓
pulse	n. 脉搏
pump	v. 泵，抽水
puncture	v. 穿刺
pupil	n. 瞳孔
purification	n. 净化，提纯
purify	v. 净化，提纯
purulent	a. 脓的，化脓的
pus	n. 脓
pyelitis	n. 肾盂炎
pyelonephritis	n. 肾盂肾炎
pyeloplasty	n. 肾盂成形术
pyloric	a. 幽门的
pylorus	n. 幽门
pyogenic	a. 化脓的，生脓的
pyorrhea	n. 脓溢
Q	
quadriceps	n. 四头肌

quadriplegia	n. 四肢麻痹，四肢瘫痪
qualitative	a. 定性的
quality	n. 质量
quantify	v. 量化
quantitative	a. 定量的，量的
quarantine	n. 隔离
quart	n. 夸脱
questionnaire	n. 问卷，调查表
R	
rabies	n. 狂犬病
radiation	n. 辐射，放射物
radioactive	a. 放射性的
radiograph	n. 射线照片
radiography	n. 放射线照相术
radiology	n. 放射学
radiotherapy	n. 放疗
ramify	v. 分枝，成网状
random	a. 随机的
rash	n. 皮疹
rat	n. 大鼠
ratio	n. 比例
rational	a. 理性的
rationale	n. 基本原理
reactivate	v. 恢复活动
reactive	a. 反应的
reactivity	n. 反应性
reactor	n. 反应器
reagent	n. 试剂，反应物
reception	n. 接待，接收
receptive	a. 接纳的，接受的
receptor	n. 受体
recessive	a. 隐性的

续表

recipe	n. 处方
recipient	n. 受体，接受者
record	n. 记录
recover	v. 恢复
recovery	n. 恢复，复原，痊愈
recruit	v. 征募
rectal	a. 直肠的
rectitis	n. 直肠炎
rectocele	n. 脱肛
rectocolitis	n. 直肠结肠炎
rectum	n. 直肠
recurrence	n. 复发
recurrent	a. 复发的
referral	n. 转诊患者
reflux	n. 反流
regeneration	n. 再生
regression	n. 退化
rehabilitate	v. 康复
rehabilitation	n. 康复
reject	v. 拒绝
rejection	n. 拒绝
relapse	v. (病)复发，重新恶化
relate	v. 联系
relationship	n. 关系，关联
relaxant	n. 弛缓药
relaxation	n. 放松，缓和
release	v. 释放
relevance	n. 关联
relevant	a. 相关的
relief	n. 减轻，解除
relieve	v. 解除，减轻
remedy	n. 疗法

removal	*n.* 切除
remove	*v.* 切除
renal	*a.* 肾脏的
renin	*n.* 肾素
repair	*v.* 修复
reperfusion	*n.* 再灌注
replication	*n.* 复制
reproduction	*n.* 繁殖，生殖
research	*n.* 研究，调查
resect	*v.* 切除，割除
resection	*n.* 切除术
resemble	*v.* 类似，像
resident	*n.* 住院医师
resist	*v.* 抵抗，抗拒
resistance	*n.* 抵抗
resonance	*n.* 共振
respective	*a.* 分别的，各自的
respiration	*n.* 呼吸
respiratory	*a.* 呼吸的
respond	*v.* 回答，作出反应
response	*n.* 响应，反应
restore	*v.* 恢复，修复
restrain	*v.* 抑制，控制
restrict	*v.* 限制，约束
retardation	*n.* 阻滞，迟缓
reticular	*a.* 网状的
reticulocyte	*n.* 网织红细胞，网状细胞
retina	*n.* 视网膜
retinal	*a.* 视网膜的
retinitis	*n.* 视网膜炎
retinoscope	*n.* 视网膜镜
retraction	*n.* 撤回，撤销

续表

retrospect	n. 回顾，追溯
reverse	v. 颠倒；反转
reversible	a. 可逆的
rheumatic	a. 风湿病的
rheumatism	n. 风湿病
rheumatoid	a. 类风湿的
rhinitis	n. 鼻炎
rhinoplasty	n. 鼻整形术
rhinorrhagia	n. 鼻出血
rhinorrhea	n. 鼻液溢
rhythm	n. 节律
rib	n. 肋骨
ribonucleic	a. 核醣核酸的
ribose	n. 核糖
ribosome	n. 核糖体
rickets	n. 佝偻病
rigidity	n. 僵化，硬度
rotate	v. 旋转
rotation	n. 旋转
roundworm	n. 蛔虫
rubella	n. 风疹
rupture	n. 破裂
S	
sac	n. 囊
sacral	a. 骶骨的
sacrum	n. 骶骨
saliva	n. 唾液
salivary	a. 唾液的，分泌唾液的
salpingectomy	n. 输卵管切除术
salpingitis	n. 输卵管炎
salpingorrhaphy	n. 输卵管缝合术
sampling	n. 取样，抽样

sanatorium	n. 疗养院
sanatory	a. 治疗病症的，有益健康的
sanitarian	n. 公共卫生学家
sanitary	a. 卫生的
sanitation	n. 卫生
sarcoma	n. 肉瘤，恶性间叶肿瘤
saturate	v. 使饱和
saturation	n. 饱和
scabies	n. 疥疮
scale	n. 规模，比例
scalp	n. 头皮
scalpel	n. 解剖刀，外科手术刀
scaly	a. 鳞片状的
scanner	n. 扫描仪
scanning	n. 扫描
scapula	n. 肩胛，肩胛骨
scapular	a. 肩胛的，肩胛骨的
scar	n. 伤痕
scattered	a. 分散的
schistosomiasis	n. 血吸虫病
schizophrenia	n. 精神分裂症
sciatic	a. 坐骨的，坐骨神经的
sciatica	n. 坐骨神经痛
sclera	n. 巩膜
scleral	a. 巩膜的
scleritis	n. 巩膜炎
sclerosis	n. 硬化
scratch	v. 抓，搔
screen	v. 筛查
screening	n. 筛查
scrotum	n. 阴囊
sebaceous	a. 皮脂的，脂肪的

seborrheic	a. 皮脂溢的
sebum	n. 皮脂
secondary	a. 第二级的，继发的
secrete	v. 分泌
secretion	n. 分泌，分泌物
secretory	a. 分泌的，促进分泌的
section	n. 截面，部分
sedate	v. 给……服镇静剂
sedative	n. 镇静剂，止痛药
sedentary	a. 久坐的
seemingly	adv. 表面上看来
segment	n. 段，部分
segmentation	n. 分段，细胞分裂
seizure	n. 癫痫
semen	n. 精液，精子
semiconscious	a. 半意识的，半清醒的
semifluid	a. 半流质的
seminal	a. 精液的
senesce	v. 衰老，开始衰老
senescent	a. 衰老的
sepsis	n. 败血症，脓毒症
septic	a. 败血症的，脓毒性的
sequela	n. 后遗症
sequence	n. 序列，顺序
series	n. 系列，连续
serious	a. 严重的
serotonin	n. 血清素
serous	a. 血浆的
serum	n. 血清
severe	a. 严重的
severity	n. 严重
shallow	a. 浅的

sharp	a. 急剧的
shatter	v. 粉碎
shave	v. 剃须，剃毛
sheath	n. 鞘
shift	n. 轮班，轮班职工
shingles	n. 带状疱疹
shock	n. 休克
shoulder	n. 肩
sibling	n. 同胞，兄弟姐妹
sickness	n. 疾病
sigmoid	a. S 形的，乙状结肠的
sign	n. 病征
silicon	n. 硅
silicosis	n. 矽肺，硅肺病
simultaneous	a. 同时的
sinus	n. 窦，静脉窦
sinusitis	n. 窦炎
skeletal	a. 骨骼的
skeleton	n. 骨架，骨骼
skin	n. 皮肤
skull	n. 头盖骨
slice	n. 切片
slide	n. 载玻片，幻灯片
sling	n. 悬带
smallpox	n. 天花
smear	n. 涂片
sneeze	v. 打喷嚏
socket	n. 槽，窝，臼
sodium	n. 钠
solid	a. 固体的
soluble	a. 可溶解的
solute	n. 溶质，溶解物

续表

solution	n. 溶液，溶解
somascope	n. 超声波检查仪
somatic	a. 躯体的，肉体的
somatology	n. 躯体学
somatostatin	n. 生长激素抑制素
somatotropin	n. 促生长激素，生长激素
soothe	v. 安慰，缓和
sore	a. 疼痛的
span	n. 跨度
spasm	n. 痉挛，抽搐
specialize	v. 专门从事
specialty	n. 专业，专长
species	n. 物种，种类
specific	a. 特殊的，特定的
specificity	n. 特异性
specimen	n. 样本，标本
speculate	v. 推断，推测
sperm	n. 精子，精液
spermatogenesis	n. 精子发生，精子形成
sphenoid bone	n. 蝶骨，楔状骨
spherical	a. 球形的
sphincter	n. 括约肌
spine	n. 脊柱，脊椎
spinal	a. 脊髓的，脊柱的
spiritual	a. 精神的
spleen	n. 脾脏
splenectomy	n. 脾切除术
splenic	a. 脾的，脾脏的
splenomegaly	n. 脾大
spontaneous	a. 自发的
spore	n. 孢子
spouse	n. 配偶

sprain	n. 扭伤
sputum	n. 痰
squamous	a. 鳞状的
stapes	n. 镫骨
staple	n. U 形钉
staphylococcus	n. 葡萄球菌
starch	n. 淀粉
stenosis	n.（器官）狭窄
sterile	a. 不育的，无菌的
sterility	n. 不育，无菌
sterilization	n. 杀菌，绝育
sterilize	v. 消毒，杀菌
sternum	n. 胸骨
steroid	n. 类固醇
sterol	n. 固醇
stethoscope	n. 听诊器
sticky	a. 黏的，黏性的
stiffen	v. 使变硬
stiffness	n. 僵硬
stimulate	v. 刺激
stomach	n. 胃，腹部
stomachache	n. 胃痛
stomatitis	n. 口腔炎
stomatology	n. 口腔学，口腔病学
stool	n. 粪便
strain	n. 菌株
streptococcal	a. 链球菌所导致的，链状球菌的
streptococcus	n. 链球菌
streptomycin	n. 链霉素
stretcher	n. 担架
striated	a. 有条纹的
stroke	n. 中风

stuffy	a. 不通气的
subacute	a. 亚急性的
subcutaneous	a. 皮下的
subgroup	n. 亚组
subjective	a. 主观的
sublingual	a. 舌下的，舌下腺的
subsequent	a. 随后的
substantial	a. 大量的
substernal	a. 胸骨下的
subthalamus	n. 丘脑底部
subtype	n. 子类型，亚类
successive	a. 连续的
suck	v. 吮吸
suckle	v. 哺乳
suction	n. 吸，抽吸
sudorific	n. 发汗药，发汗剂
sufficient	a. 足够的，充分的
suffocate	v. 窒息
suicide	v. 自杀
sulcus	n. 脑沟
sulphate	n. 硫酸盐
summary	n. 总结，概要
sunburn	n. 晒斑，晒伤
superficial	a. 表面的
superior	a. 上级的，在其他器官（或组织）上面的
supervise	v. 监督，管理，照看
supination	n. 旋后，外转
supplement	v. 补充，补剂
suppository	n. 栓剂，塞剂，坐药
suppress	v. 抑制
suppression	n. 抑制
suppressor	n. 抑制器，消除器

surface	n. 表面，表层
surgeon	n. 外科医生
surgery	n. 外科，外科手术
surgical	a. 外科的，手术的
surrogacy	n. 代孕
susceptibility	n. 易感性
susceptible	a. 易感的
suspend	v. 延缓，推迟
sustain	v. 维持，支撑
suture	v. 缝合
swallow	v. 吞咽
sweat	v. 发汗
swell	v. 膨胀，肿胀
swollen	a. 肿胀的
symmetrical	a. 匀称的
symmetry	n. 匀称
sympathetic	n. 交感神经
symptom	n. 症状
symptomatic	a. 有症状的
synapse	n. 突触
synaptic	a. 突触的
synarthrosis	n. 不动关节
syncope	n. 晕厥
syndrome	n. 综合征
synovial	a. 滑液的，分泌滑液的
synovitis	n. 滑膜炎
synthesis	n. 合成
synthesize	v. 合成
syphilis	n. 梅毒
syrup	n. 糖浆
systole	n. 心脏收缩
systolic	a. 心脏收缩的

T	
tablet	n. 药片
tachycardia	n. 心动过速
tachypnea	n. 呼吸急促
tactile	a. 触觉的
tampon	n. 止血棉塞，卫生棉条
tarsal	n. 跗骨
taste bud	n. 味蕾
temporal	n. 颞骨
temporary	a. 暂时的，临时的
tendency	n. 倾向，趋势
tender	a. 疼痛的
tendon	n. 腱
tendonitis	n. 肌腱炎
terminate	v. 终止
testis	n. 睾丸
testosterone	n. 睾酮
tetanic	a. 破伤风的
tetanus	n. 破伤风
tetany	n. 手足抽搐，强直性痉挛
thalamus	n. 丘脑
therapeutic	a. 治疗的
therapeutics	n. 疗法，治疗学
therapist	n. 治疗学家，治疗师
therapy	n. 治疗，疗法
thermal	a. 热的
thermometer	n. 温度计，体温计
thermotherapy	n. 温热疗法
thigh	n. 大腿
thoracic	a. 胸的
thoracocentesis	n. 胸腔穿刺术
thoracoplasty	n. 胸廓成形术

thoracotomy	n. 胸廓切开术
thorax	n. 胸
throat	n. 喉咙
thrombin	n. 凝血酶
thrombocyte	n. 血小板，凝血细胞
thrombocytosis	n. 血小板增多（症）
thrombogenesis	n. 血栓形成
thrombophlebitis	n. 血栓性静脉炎
thrombosis	n. 血栓形成，血栓症
thrombotic	a. 血栓形成的
thrombus	n. 血栓
thymus	n. 胸腺
thyroid	n. 甲状腺
thyroidectomy	n. 甲状腺切除术
thyrotropin	n. 促甲状腺素
thyroxine	n. 甲状腺素
tibia	n. 胫骨
tibial	a. 胫骨的
tinnitus	n. 耳鸣
tiredness	n. 疲劳，疲倦
tissue	n. 组织
toddler	n. 学步的小孩
toll	n. 伤亡人数
tomography	n. X 线断层摄影术
tongue	n. 舌头
tonsil	n. 扁桃体
tonsillitis	n. 扁桃体炎
tooth	n. 牙齿
topography	n. 局部解剖
toxic	a. 有毒的
toxicity	n. 毒性
toxicology	n. 毒理学

续表

toxin	n. 毒素
trachea	n. 气管
tracheitis	n. 气管炎
tracheostomy	n. 气管造口术
tracheotomy	n. 气管切开术
trachoma	n. 颗粒性结膜炎，沙眼
tract	n. 道，（神经纤维的）一束
traction	n. 牵引
transducer	n. 传感器
transduction	n. 转导
transformation	n. 转化
transfuse	v. 输血，输液
transfusion	n. 输血，输液
transient	a. 短暂的
transmission	n. 传递
transmit	v. 传递
transmitter	n. 递质
transparent	a. 透明的
transplant	v. 移植
transplantation	n. 移植
transverse	a. 横向的
trauma	n. 创伤
traumatic	a. 创伤的
trial	n. 试验
trigger	v. 引起
triglyceride	n. 甘油三酯
trochlear	n. 滑车神经
trunk	n. 躯干
tube	n. 管
tuberculosis	n. 肺结核，结核病
tummy	n. 肚子
tumor	n. 肿瘤

twitch	v. 抽搐
tympanitis	n. 中耳炎
tympanum	n. 鼓膜，耳膜
typhoid	a. 伤寒的
typhus fever	n. 斑疹伤寒
typical	a. 典型的
U	
ulcer	n. 溃疡
ulcerative	a. 溃疡性的，引起溃疡的
ulna	n. 尺骨
ultrasonic	a. 超声的
ultrasound	n. 超声，超声波
ultraviolet	n. 紫外线辐射
umbilical	a. 脐带的
umbilicus	n. 脐
unconscious	a. 无意识的，失去知觉的
underlying	a. 潜在的，在下面的
undernourishment	n. 营养不良
unicellular	a. 单细胞的
unilateral	a. 单边的，单侧的
untreated	a. 未经治疗的
uptake	n. 摄入，摄取
urea	n. 尿素
uremia	n. 尿毒症
ureter	n. 输尿管
ureterolith	n. 输尿管结石
urethra	n. 尿道
urethritis	n. 尿道炎
urethrocystitis	n. 尿道膀胱炎
uretic	n. 利尿剂
uric	a. 尿的
urinalysis	n. 验尿，尿分析

urinary	a. 尿的，泌尿的
urinate	v. 排尿
urination	n. 排尿，小便
urine	n. 尿
urogenital	a. 泌尿生殖器的
urography	n. 泌尿造影术
urologist	n. 泌尿科医生
urology	n. 泌尿学
urticaria	n. 荨麻疹
utensil	n. 器皿
uterine	a. 子宫的，同母异父的
uterus	n. 子宫
uvula	n. 悬雍垂，小舌
V	
vaccinate	v. 接种疫苗
vaccination	n. 接种疫苗
vaccine	n. 疫苗
vagina	n. 阴道
vaginal	a. 阴道的
vaginitis	n. 阴道炎
vagus	n. 迷走神经
valve	n. 瓣膜
valvulitis	n. 心瓣膜炎
variation	n. 变化，变异
varix	n. 静脉曲张
vascular	a. 血管的
vasopressin	n. 血管加压素
vasospasm	n. 血管痉挛
vector	n. (传染疾病的)介体，载体
vegetarian	n. 素食主义者
vegetative	a. 植物的，植物人状态的
vein	n. 静脉

venereal	a. 性病的
venerology	n. 性病学
venous	a. 静脉的
ventilate	v. 使通气，给……供氧
ventilation	n. 通气
ventilator	n. 呼吸机
ventricle	n. 心室，脑室
ventricular	a. 心室的，脑室的
vertebra	n. 椎骨，脊椎
vertebral	a. 脊椎的，椎骨的
vertebrate	n. 脊椎动物
vertical	a. 垂直的，头顶的
vessel	n. 脉管，血管
villi	n. 小肠绒毛
viral	a. 病毒性的
virology	n. 病毒学
virulence	n. 毒性
virus	n. 病毒
viscera	n. 内脏
visual	a. 视觉的，视力的
vitamin	n. 维生素
vocal	a. 声音的
voluntary	a. 意识控制下的，随意的
vomit	v. 呕吐
vulnerability	n. 易损性
vulnerable	a. 易受伤害的
W	
waist	n. 腰，腰部
ward	n. 病房
wart	n. 疣
wasting	a. 消耗性的，使消瘦的
watery	a. 水样的，水状的

续表

wheezing	*n.* 哮鸣音，哮喘，喘鸣
whooping	*a.* 发嗬嗬声的，发咳嗽声的
widespread	*a.* 普遍的，广泛的
windpipe	*n.* 气管
womb	*n.* 子宫
wound	*n.* 伤口
wrinkle	*n.* 皱纹
wrist	*n.* 手腕，腕关节
X	
xeroderma	*n.* 皮肤干燥病，干皮病
xerophthalmia	*n.* 干眼病，眼球干燥症
xerosis	*n.* 干燥病
Z	
zinc	*n.* 锌
zoster	*n.* 带状疱疹
zygoma	*n.* 颧骨，颧骨突起
zymology	*n.* 发酵学，酶学

附录3 医学英语教学常用的专业词汇表

附录3.1 基础医学二级学科常用的医学词汇

1. 放疗医学常用的医学词汇

适应性照射	adaptive radiotherapy
基准剂量	basal dose, benchmark dose
生物等效剂量	biological equivalent dose
射束方向视图	beam eye view
身体质量指数	body mass index
生物反应调节剂	biological response modulator
生物靶区	biological target volume
临床靶区	clinical target volume

数字减影血管造影	digital subtraction angiography
热疗加化疗	hyperthermia and chemotherapy
热疗加放疗	hyperthermia and radiotherapy
热疗加放、化疗	hyperthermia and radiochemotherapy
影像学引导的放疗	radiotherapy guided by imaging
调强放疗	intensity modulated radiation therapy
内靶区	internal target volume
局部高温	local hyperthermia
磁共振成像	magnetic resonance imaging
最小靶剂量	minimum target dose
非霍奇金淋巴瘤	non-Hodgkin's lymphoma
非小细胞肺癌	non-small cell lung cancer
超剂量体积指数	overdose volume index
原发性皮肤恶性淋巴瘤	primary cutaneous malignant lymphoma
正电子发射断层扫描	positron emission tomography
防护系数	protection factor
计划靶区	planning target volume
参考剂量	reference dose
散射空气比	scattered air ratio
单光子发射型计算机扫描	single photo emmision computed tomography
肿瘤控制剂量	tumor control dose
组织最大剂量比	tissue maximum ratio(TMR)
治疗靶区	treatment target volume
治疗体积比	treatment volume ratio

2. 生理卫生学常用的医学词汇

腹腔	abdominal cavity
腹肌	abdominal muscle
脂肪组织	adipose tissue
肾上腺	adrenal gland
黄曲霉素	aflatoxin
白蛋白	albumin

氨基酸	amino acid
雄激素	androgen
炭疽	anthrax
抗体	antibody
抗原	antigen
抗毒素	antitoxin
大动脉	aorta
阑尾	appendix
动脉粥样硬化	atherosclerosis
房室结	atrioventricular node(AVN)
房室瓣	atrioventricular valve
心房	atrium
听小骨	auditory ossicle
二头肌	musculus biceps, biceps
二尖瓣	bicuspid valve, mitral valve
胆管	bile duct
胆红素	bilirubin
肱动脉	brachial artery
胸骨	breast bone
支气管	bronchus
心肌	cardia muscle
心搏周期	cardiac cycle
心血管疾病	cardiovascular disease
颈动脉	carotid artery
腕骨	carpal bone
软骨	cartilage
大脑皮层	cerebral cortex
耵聍, 耳垢	cerumen
颈椎	cervical vertebra
染色体	chromosome
结缔组织	connective tissue
角膜	cornea

冠状动脉	coronary artery
冠状静脉	coronary vein
胼胝体	corpus callosum
子宫帽	diaphragm
鼓膜	eardrum
上皮	epithelium
输卵管	fallopian tube
股骨	femur
腓骨	fibula
胎儿	fetus
心力衰竭	heart failure
泪管	lacrimal duct
泪腺	lachrymal gland
淋巴腺	lymph gland
淋巴结	lymph node
蛋白质	protein
肾动脉	renal artery
肾小管	renal tubule
视网膜	retina
肋骨	rib
唾液	saliva
唾管	salivary duct
唾腺	salivary gland
骨骼肌	skeletal muscle
括约肌	sphincter
脐带	umbilical cord
输尿管	ureter
尿道	urethra
子宫	uterus
阴道	vagina
静脉曲张	varicose vein
合子	zygote

3. 微生物学常用的医学词汇

EB 病毒	Epstein-Barr virus
埃博拉病毒	Ebola virus
埃希菌属	Escherichia
白假丝酵母菌	candida albicans
棒状杆菌属	Corynebacterium
鼻疽假单胞菌	P. Mallei
表皮葡萄球菌	staphylococcus epidermidis
病原菌	pathogenic bacteria
病原体	pathogen
布鲁菌素	Brucellin
肠道病毒	enterovirus
肠道沙门菌	S. enterica
大肠埃希菌	escherichia coli
放线菌属	Actinomyces
肺炎克雷伯菌	klebsiella pneumonia
肺炎链球菌	streptococcus pneumoniae
腐生菌	saprophytic bacteria
具核梭杆菌	fusobacterium nucleatum
脊髓灰质炎病毒	poliovirus
寄生菌	parasite
艰难梭菌	C. difficile
酵母菌	yeast
结核杆菌	mycobacterium tuberculosis
军团菌属	legionella
卡介菌	bacilli calmette-giierin(BCG)
狂犬病病毒属	Lyssavirus
淋球菌	gonococcus
黏液放线菌	A. uiscous
诺卡菌属	Nocardia
葡萄球菌	staphylococcus
溶原性细菌	lysogenic bacterium

伤寒沙门菌	salmonella typhia
鼠疫耶尔森菌	Yersinia pestis
异养菌	heterotrophic bacteria
真菌	fungus
致病性真菌	pathogenic fungi
自养菌	autotrophic bacteria, prototroph

附录3.2　临床医学二级学科常用的医学词汇

1. 内科学常用的医学词汇

支气管炎	bronchitis
肥大	hypertrophy
增生	hyperplasia
肺气肿	emphysema
哮喘	asthma
嗜酸细胞增多	eosinophilia
支气管扩张症	bronchiectasis
肺炎	pneumonia
脓肿	abscess
肺结核	tuberculosis
胸腔积液	pleural effusion
库欣综合征	Cushing's syndrome
腺瘤	adenoma
血管造影术	angiography
促肾上腺皮质激素	corticotropin, adrenocorticotropic hormone
艾迪生病	Addison's disease
垂体机能减退	hypopituitarism
低血压	hypotension
心动过速	tachycardia
黏膜	mucosa
皮质类固醇	corticosteroid
醛固酮增多症	hyperaldosteronism
糖皮质激素	glucocorticoid（GC）

螺内酯	spironolactone
水肿	edema
心悸	palpitation
糖尿病	diabetes mellitus
烦渴	polydipsia
动脉病	arteriopathy
神经病	neuropathy
心绞痛	angina
多尿	polyuria
微血管病	microangiopathy
视网膜病变	retinopathy
酮酸中毒	ketoacidosis
肾病	nephropathy
低血糖症	hypoglycemia
尿毒症	uraemia, uremia
空腹血浆葡萄糖	fasting plasma glucose（FPG）
口服葡萄糖耐量试验	oral glucose tolerance test（OGTT）
妊娠糖尿病	gestational diabetes
巨人症	gigantism
肢端肥大症	acromegaly
生长激素缺乏性侏儒症	growth hormone deficiency dwarfism
尿崩症	diabetes insipidus
抗利尿激素	antidiuretic hormone
甲状腺功能减退症	hypothyroidism
甲状腺炎	thyroiditis
亚急性甲状腺炎	subacute thyroiditis
胰岛素瘤	insulinoma
白蛋白	albumin
贫血	anemia
心绞痛	angina
止吐药	antiemetic
抗凝血酶Ⅲ	antithrombin Ⅲ

再生障碍性贫血	aplastic anemia
急性呼吸窘迫综合征	acute respiratory distress syndrome(ARDS)
抗坏血酸	ascorbic acid
胆红素	bilirubin
活检	biopsy
骨髓	bone marrow
念珠菌病	candidiasis
毛细血管	capillary
全血细胞计数	complete blood count(CBC)
脑脊液	cerebrospinal fluid
化疗	chemotherapy
中枢神经系统	central nervous system(CNS)
脱水	dehydration
栓塞	embolism
内皮细胞	endothelial cell
红细胞	erythrocyte
促红细胞生成素	erythropoietin
酯酶	esterase
雌激素	estrogen
雄激素	androgen
关节积血	hemarthrosis
血肿	hematoma
血(细胞)生成	hematopoiesis
血尿	hematuria
血红蛋白	hemoglobin
溶血	hemolysis
溶血危象	hemolytic crisis
咯血	hemoptysis
出血	hemorrhage
痔疮	hemorrhoid
止血	hemostasis
肝炎	hepatitis

肝脾（肿）大	hepatosplenomegaly
高钙血症	hypercalcemia
月经过多	hypermenorrhea
脾功能亢进	hypersplenism
高尿酸血症	hyperuricemia
免疫球蛋白	immunoglobulin
黄疸	jaundice
白血病	leukemia
白细胞	leukocyte
淋巴结	lymph node
淋巴细胞	lymphocyte
淋巴瘤	lymphoma
骨质疏松	osteopenia，osteoporosis
卵巢	ovary
心悸	palpitation
过氧化物酶	peroxidase
血浆	plasma
血小板	platelet
紫癜	purpura
肾衰竭	renal failure
类风湿性关节炎	rheumatoid arthritis
败血症	septicemia，sepsis
后遗症	sequela
血清	serum
脾	spleen
毛细血管扩张	telangiectasis
压痛	tenderness
地中海贫血	thalassemia
血小板减少症	thrombocytopenia
血栓	thrombus
耳鸣	tinnitus
毒血症	toxemia

血管炎，脉管炎	vasculitis
静脉穿刺	venipuncture
血管壁	vessel wall

2. 儿科学常用的医学词汇

儿科学	pediatrics
营养不良	malnutrition
小儿肥胖	obesity in childhood, childhood obesity
脐带	umbilical cord
足月儿	term infant
早产儿	premature baby
过期产儿	post-term infant
胎儿期	fetal stage
胚卵期	ovigerm stage, embryonic stage
胚胎期	embryonic period
新生儿期	neonatal period
围产期	perinatal stage, perinatal period
婴儿期	infancy
幼儿期	toddler period
学龄期	school age
急性感染	acute infection
慢性疾病	chronic disease
先天性疾病	congenital disease
体格生长	physical growth
摄入不足	insufficiency of intake, inadequate intake
胎粪排出	excretion of meconium
水分丢失	loss of moist, moisture loss
生长高峰	summit of growth
卧位	clinostatism
站立位	erect position
头顶	vertex
头围	head circumference

胸围	chest circumference
颅骨	cranium
颅缝	cranial suture
前囟	anterior fontanel
后囟	posterior fontanel
长骨	long bone
干骺端	metaphysis
乳牙	deciduous teeth
恒牙	permanent teeth
预防接种	vaccination
小儿传染病	infectious disease in children
脊髓灰质炎疫苗	polimyelitis vaccine
麻疹疫苗	measles vaccine
百白破三联疫苗	diphtheria-pertussis-tetanus（DPT）triple vaccine
乙肝疫苗	hepatitis B vaccine
初种	primary vaccination
复种，再接种疫苗	revaccination
排泄	excretion
膳食纤维	dietary fiber
母乳喂养	breast feeding
补体系统	complement system
乳铁蛋白	lactoferrin
溶菌酶	lysozyme
双歧因子	bifidus factor
断奶	ablactation
人工喂养	bottle-feeding
定时定量	time and rationed feeding, regular meal
临床分型	clinical typing
消瘦型	marasmus malnutrition, emaciation
浮肿型	edema malnutrition
双胎或多胎	twins or multiplets
新生儿筛查	neonatal screening

继发性肥胖	secondary obesity
膝外翻	genu valgum
扁平足	fallen arch, flatfoot
胆固醇	cholesterol
甘油三酯	triglyceride
胰岛素	insulin

3. 神经病学常用的医学词汇

失神发作	absence seizure
失算症	acalculia
急性播散性脑脊髓炎	acute disseminated encephalomyelitis
埃迪综合征	Adie syndrome
失认症	agnosia
失写症	agraphia
失读症	alexia
失语症	aphasia
失用症	apraxia
亚历山大病	Alexander's disease
阿尔珀斯病	Alper's disease
阿尔茨海默病	Alzheimer's disease
遗忘症	amnesia
失乐感症	amusia
肌萎缩侧索硬化	amyotrophic lateral sclerosis
肌萎缩	amyotrophy, muscular atrophy
病感失认症	anosognosia
延髓前交叉综合征	anterior cross bulbar syndrome
阿佩尔综合征	Apert syndrome
蛛网膜炎	arachnoiditis
阿诺德-基亚里畸形	Arnold-Chiari malformation
非典型失神发作	atypical absence seizure
耳颞综合征	auriculo-temporal syndrome
自动症	automatism

阿韦利斯综合征	Avilis syndrome
巴宾斯基征	Babinsky sign
宾斯基-纳若特综合征	Babinski-Nageotte syndrome
贝利-库欣综合征	Bailey-Cushing syndrome
巴林特综合征	Balint syndrome
投掷症	ballismus
巴洛病	Balo disease
别赫捷列夫征	Bechterew sign
比弗征	Beevor sign
比-扬病	Bielschowsky-Jansky disease
宾斯旺格病	Binswanger disease
博恩霍尔姆病	Bornholm disease
布朗-塞卡尔综合征	Brown-Sequard syndrome
布鲁津斯基征	Brudzinski sign
布伦斯综合征	Bruns syndrome
丹迪-沃克综合征	Dandy-Walker syndrome
德热里纳-克隆普克综合征	Dejerine-Klumpke syndrome
深部脑电图	depth electroencephalogram（DEEG）
迪谢内-埃尔布综合征	Duchenne Erb syndrome
癫痫	epilepsy
法齐奥-隆德综合征	Fazio Londe syndrome
大便失禁	fecal incontinence
加桑综合征	Garcin syndrome
吉兰-巴雷综合征	Guillain-Barre syndrome（GBS）
哈勒沃登-施帕茨病	Hallervorden-Spatz disease
偏瘫	hemiplegia
霍夫曼征	Hoffmann sign
霍纳综合征	Horner syndrome
亨特病	Hunt disease
亨廷顿病	Huntington disease
艾萨克综合征	Isaac syndrome
杰克逊癫痫	Jacksonian epilepsy

杂乱性失语症	jargon aphasia
颈静脉孔综合征	jugular foramen syndrome
卡恩斯-塞尔综合征	Kearns-Sayre syndrome
凯尔尼格征	Kelnig sign
克利佩尔-费尔病	Klippel Feil disease
克拉伯病	Krabbe disease
库夫斯病	Kufs disease
库鲁病	Kuru disease
拉福拉病	Lafora disease
兰伯特-伊顿综合征	Lambert-Eaton syndrome
拉塞格征	Lasgue sign
莱伯病	Leber disease
利氏病	Leigh's disease
嗜睡	lethargy
白质脑炎	leukoencephalitis
闭锁综合征	locked-in syndrome
勒夫特病	Luft disease
迈耶征	Mayer sign
麦卡德尔病	McArdle disease
米亚尔-居布勒综合征	Millard-Jubler syndrome
脊髓炎	myelitis
脊髓病	myelopathy
肌阵挛型癫痫	myoclonic epilepsy
肌阵挛发作	myoclonic seizure
肌纤维颤搐	myokymia
神经病	neuropathy
帕里诺综合征	Parinaud syndrome
帕金森病	Parkinson disease
皮克病	Pick's disease
捻丸样震颤	pill rolling tremor
罗索利莫征	Rossolimo sign
桑塔沃里病	Santavari disease

希尔德病	Schilder disease
施密特综合征	Schmidt syndrome
坐骨神经痛	sciatica
[脑]卒中	stroke
斯特奇-韦伯综合征	Sturge-Weber syndrome
塔皮亚综合征	Tapia syndrome
丘脑综合征	thalamic syndrome
托德瘫痪	Todd paralysis
托洛萨-亨特综合征	Tolosa-Hunt syndrome
福格特综合征	Vogt syndrome
瓦伦贝格综合征	Wallenberg syndrome
韦伯综合征	Weber syndrome
韦尼克综合征	Wernicke syndrome

4. 精神病学常用的医学词汇

精神障碍	mental disorder
脑炎后综合征	postencephalitic syndrome
脑震荡后综合征	postconcussional syndrome
围生期精神障碍	perinatal mental disorder
酒精所致精神障碍	mental disorders due to use of alcohol
遗忘综合征	amnesic syndrome
幻觉症	hallucinosis
抑郁综合征	depressive syndrome
躁狂综合征	manic syndrome
精神分裂症	schizophrenia
周期性精神病	periodic psychosis
抑郁发作	depressive episode
复发性抑郁症	recurrent depression
意识障碍	disturbance of consciousness
癔症	hysteria
应激相关障碍	stress-related disorders
强迫症	obsession

神经衰弱	neurasthenia
失眠症	insomnia
嗜睡症	hypersomnia, narcolepsy
夜惊	night terror
梦魇	nightmare
人格障碍	personality disorder
恋物症	fetishism
同性恋	homosexuality
双性恋	bisexuality
自闭症	autism

5. 皮肤病学常用的医学词汇

单纯疱疹	herpes simplex
水痘	varicella, chicken pox
寻常疣	verruca vulgaris
跖疣	verruca plantaris, plantar wart
扁平疣	flat wart
丝状疣	verruca filiformis
麻疹	measles
风疹	rubella
手足口病	hand-foot-mouth disease
毛囊炎	folliculitis, epifolliculitis
疖	furuncle
痈	carbuncle
猩红热	scarlet fever
麻风	leprosy
猫抓病	cat-scratch disease
红癣	erythrasma
头癣	tinea capitis
体癣	tinea corporis
股癣	tinea cruris
手癣	tinea manum

足癣	tinea pedis
花斑癣	tinea versicolor
足菌肿	mycetoma
诺氏菌病	nocardiosis
虱病	pediculosis
疥疮	scabies
蝎螫伤	scorpion sting
痱子	miliaria
冻疮	chilblain
冻伤	frostbite
鸡眼	clavus, helosis
手足皲裂	rhagadia manus and pedalis
湿疹	eczema
荨麻疹	urticaria, hives
汗疱疹	pompholyx
红斑狼疮	lupus erythematosus（LE）
硬皮病	scleroderma
干燥综合征	Sjogren's syndrome
银屑病	psoriasis
红皮病	erythroderma
天疱疮	pemphigus
妊娠疱疹	herpes gestationis
肉芽肿	granuloma
雷诺病	Raynaud disease
过敏性紫癜	anaphylactoid purpura, allergic purpura
结节病	sarcoidosis
酒糟鼻	acne rosacea
多汗症	hyperhidrosis
无汗症	anhidrosis
臭汗症	bromidrosis
斑秃	alopecia areata
色汗症	chromhidrosis

硬肿病	scleredema
雀斑	freckle
色素痣	pigmented nevus
黄褐斑	chloasma
白癜风	vitiligo
鱼鳞病	ichthyosis
表皮痣	epidermal nevus
汗管瘤	syringoma
脂肪瘤	lipoma
梅毒	syphilis
淋病	gonnorrhea
尖锐湿疣	condyloma acuminatum
生殖器疱疹	genital herpes

6. 诊断学常用的医学词汇

腹痛	abdominal pain
跟腱反射	Achilles tendon reflex
肢端肥大症	acromegaly
杵状指	clubbing digits, clubbed-finger
急腹症	acute abdomen
急性阑尾炎	acute appendicitis
急性腹膜炎	acute peritonitis
阿-斯综合征	Adams-Stokes syndrome
艾迪生病	Addison's disease
踝阵挛	ankle clonus
心律失常	arrhythmias
腹水	ascites
房颤	atrial fibrillation
听诊	auscultation
肱二头肌反射	biceps reflex

跳脉	bounding pulse
胸痛	chest pain
舞蹈样运动	chorea
慢性支气管炎	chronic bronchitis
慢性阻塞性肺气肿	chronic obstructive emphysema
绞痛	angina
昏迷	coma
便秘	constipation
紫绀	cyanosis
深部触诊法	deep palpation
浅部触诊法	light palpation, shallow palpation
直接叩诊法	direct percussion
间接叩诊法	indirect percussion
钝痛	dull pain
尿频	frequent micturition
膝内翻	genua varus
呕血	hematemesis
便血	hematochezia
血尿	hematuria
偏瘫	hemiplegia
尿失禁	incontinence of urine, urinary incontinence
问诊	inquiry, consultation
视诊	inspection
肠易激综合征	irritable bowel syndrome
膝反射	knee jerk, knee reflex
肝硬化	liver cirrhosis
心肌梗死	myocardial infarct
心包积液	pericardial effusion
胸腔积液	pleural effusion
气腹	pneumoperitoneum
气胸	pneumothorax

反跳痛	rebound tenderness
刺痛	stabbing pain
蜘蛛痣	spider angioma

7. 护理学常用的医学词汇

体温过低	hypothermia
体温过高	hyperthermia
体温调节	thermoregulation
腹泻	diarrhea
尿失禁	urinary incontinence
体液过多	fluid volume excess
体液不足	fluid volume deficit
不能自主呼吸	unable to breathe autonomously
有受伤的危险	risk for injury
有窒息的危险	risk for suffocation
有外伤的危险	risk for trauma
有误吸的危险	risk for aspiration
睡眠状态紊乱	sleep pattern disturbance
进食自理缺陷	feeding self care deficit
吞咽障碍	dysphagia
卫生自理缺陷	hygiene self care deficit
入厕自理缺陷	toileting self care deficit
突发性意识模糊	acute confusion
渐进性意识模糊	chronic confusion
记忆力障碍	impaired memory
有自伤的危险	risk for self-mutilation
创伤后反应	post-trauma response（PTSD）
强奸创伤综合征	rape-trauma syndrome

8. 外科学常用的医学词汇

超声诊断	ultrasonic diagnosis
血管镜	angioscope, angioscopy

腹腔镜外科	laparoscopic surgery
微创外科	minimally invasive surgery
胆道镜	choledochoscopy
腹腔镜	laparoscope
消化内镜	digestive endoscopy
止血夹	haemoclip
输血	blood transfusion
失血性休克	hemorrhagic shock
创伤性休克	traumatic shock
脓毒性休克	septic shock
多器官功能衰竭	multiple organs failure（MOF）
急性肾衰竭	acute renal failure
血液净化	hemopurification, blood purification
血液透析	hemodialysis
外伤性癫痫	traumatic epilepsy
心肺复苏	cardiopulmonary resuscitation（CPR）
心肺脑复苏	cardiopulmonary cerebral resuscitation（CPCR）
神经源性疼痛	neuropathic pain
面肌痉挛	hemifacial Spasm（HFS）
三叉神经痛	trigeminal neuralgia
心律失常	arrhythmia
心跳骤停	cardiac arrest
心室纤颤	ventricular fibrillation
惊厥	convulsion
重症监测治疗病室	intensive care unit（ICU）
扭伤	sprain
挫伤	contusion
切割伤	cutting injury
更换敷料，换药术	change of dressing, dressing change
脓毒症	sepsis
脓毒综合征	sepsis syndrome
破伤风	tetanus

坏疽	gangrene
创伤	trauma
清创术	debridement
止血	hemostasis
包扎	bandaging
固定	fixation
烧伤	burn，empyrosis
烫伤	scalding
创面修复	wound repair
Ⅰ度烧伤	first degree burn
Ⅱ度烧伤	second degree burn
轻度烧伤	mild degree burn
中度烧伤	moderate degree burn
重度烧伤	severe degree burn
冷疗	cold therapy
热敷	hot compress
截肢	amputation
断指再植术	replantation of amputated finger
整形外科	plastic surgery
唇腭裂	cleft lip and palate
面神经瘫痪	facial nerve paralysis
器官移植	organ transplantation
移植物	graft
排斥反应	rejection reaction
免疫抑制剂	immunosuppressant
心脏移植	cardiac transplantation
（瘤）转移	metastasis
化疗	chemotherapy
放疗	radiotherapy
颅内压	intracranial pressure
脑脊液	cerebrospinal fluid（CSF）
计算机断层成像	computed tomography（CT）

磁共振成像	magnetic resonance imaging（MRI）
颅脑损伤	craniocerebral injury
对冲伤	contrecoup injury
头皮裂伤	scalp laceration
颅骨骨折	skull fracture
脑震荡	cerebral concussion
脑挫裂伤	cerebral contusion and laceration

9. 妇产科常用的医学词汇

妇科学家	gynaecologist
围产学家	perinatologist
新生儿学家	neonatologist
生殖道	genital tract
外阴	vulva
阴阜	mons pubis
前庭	vestibule
阴蒂	clitoris
包皮	prepuse
大阴唇	labium major, labium majus
小阴唇	labia minora, labium minus
巴氏腺	bartholin's gland
尿道口	urethral orifice
会阴	perineum
阴道	vagina
子宫	uterus
宫底	fundus
宫颈	cervix
子宫内膜	endometrium
子宫肌层	myometrium
输卵管	fallopian tube
卵巢	ovary
阔韧带	broad ligament

圆韧带	round ligament
卵巢动脉	ovarian artery
输尿管	ureter
尿道	utethra
月经	menstruation
月经周期	menstral cycle
排卵	ovulation
卵子	ovum
卵泡	follicle
催产素	pitocin, oxytocin
初潮	menarche
绝经期	menopause
受精	fertilization
妊娠	pregnancy, gestation
胎盘	plancenta
脐带	umbilical cord
羊水	amniotic fluid
早期妊娠	first trimester
中期妊娠	second trimester
晚期妊娠	third trimester
围产期	perinatal period
产道	birth canal
骨盆	pelvis
先兆临产	threatened labor
胎位	fetal position
宫缩	uterine contraction
产褥期	puperium
流产	abortion, miscarriage
异位妊娠	ectopic pregnancy
高危妊娠	high-risk pregancy
羊水过多	polyhydramnios
羊水过少	oligohydramnios

早产	premature birth
胎位异常	abnormal fetal position
产褥感染	pueperal infection
羊膜穿刺	amniocentesis
终止妊娠	termination of pregnancy
子宫切开术	hysterotomy
剖宫产	cesarean section
脑积水	hydrocephalus
腭裂	cleft palate
先天愚型	Down's syndrome
阴道出血	vaginal bleeding
痛经	dysmenorrhea
白带	leukorrhea
宫颈炎	cervicitis
子宫肌瘤	myoma of uterus，fibroid
卵巢癌	ovarian cancer
阴道镜	colposcope
宫腔镜	hysteroscope
子宫输卵管造影	hysterosalpingography
阴道再造术	reconsrtuction of vagina
阴道切除术	vaginectomy
子宫切除术	hysterectomy

10. 眼科专业常见的医学词汇

视网膜	retina
角膜	cornea
白内障	cataract
青光眼	glaucoma
视网膜脱离	retinal detachment
视神经	optic nerve
眼压	eye pressure, intraocular pressure
眼底	fundus

小梁切除术	trabeculectomy
水肿	edema
散光	astigmatism
巩膜	sclera
角膜缘	limbus corneae
结膜	conjunctiva
弱视	amblyopia
近视眼	myopia
糖尿病视网膜病变	diabetic retinopathy
虹膜	iris
闭角型青光眼	angle closure glaucoma
光凝	photocoagulation
房水	aqueous humor
葡萄膜炎	uveitis
角膜移植术	keratoplasty
小梁	trabecular
泪道	lacrimal passage, lacrimal ducts
视神经病变	optic neuropathy
散光	astigmatism
角膜炎	keratitis
眼睑	eyelid
高度近视眼	high myopia
视网膜电图	electroretinogram
义眼	artificial eye, ocular prosthesis
眼内异物	intraocular foreign body
小梁切除	trabeculectomy
屈光参差	anisometropia
泪腺	lacrimal gland
眼科	ophthalmology

11. 耳鼻喉科学常用的医学词汇

半规管	semicircular canal
鼻瓣	nasal valve
鼻阈	nasal threshold, nasal limen
鼻侧切开术	lateral rhinotomy
鼻出血	epistaxis, nosebleed
鼻囊肿	nasal cyst
鼻炎	rhinitis
鼻窦炎	nasosinusitis, nasal sinusitis
眶内并发症	intraorbital complication
颅内并发症	intracranial complication
鼻息肉	nasal polyp
鼻腔良性肿瘤	benign tumor of nasal cavity
鼻腔恶性肿瘤	malignant tumor of nasal cavity
鼻骨骨折	nasal bone fractrue
鼻疖	furuncle of nose, nasal furuncle
鼻内镜	nasal endoscope
鼻前庭炎	nasal vestibulitis
鼻测压法	rhinomanometry
鼻前庭囊肿	nasal vestibular cyst
鼻小柱	nasal columella
鼻咽癌	nasopharyngeal carcinoma
鼻咽纤维血管瘤	nasopharyngeal angiofibroma
鼻异物	foreign body of nose, nasal foreign body
鼻中隔	nasal septum
变应性鼻炎	allergic rhinitis
变应性鼻窦炎	allergic sinusitis
真菌性鼻窦炎	fungal sinusitis
耵聍栓塞	cerumen embolism
胆脂瘤	cholesteatoma
外耳	external ear
中耳炎	otitis media
胆固醇肉芽肿	cholesterol granuloma

镫骨	stapes
镫骨切除术	stapedectomy
听小骨	ossicles
耳鼻喉科	otolaryngology
额镜	head mirror, frontal mirror
腭咽成形术	palatopharyngoplasty
颞骨	temporal bone
耳蜗	cochlea
蜗神经	cochlear nerve
耳硬化症	otosclerosis
耳蜗电图	electrocochleogram
耳鸣	tinnitus
耳蜗植入	cochlear implantation
鼓膜切开术	myringotomy
鼓室成形术	tympanoplasty
喉科学	laryngology
喉的软骨	laryngeal cartilage
喉的韧带	laryngeal ligament
喉肌	laryngeal muscle
喉癌	laryngeal carcinoma
喉恶性肿瘤	malignant tumor of larynx
喉蹼	laryngeal web
喉喘鸣	laryngeal stridor
喉痉挛	laryngeal spasm
喉阻塞	laryngeal obstruction
喉异物	foreign body in larynx
喉炎	laryngitis
喉返神经麻痹	recurrent laryngeal nerve paralysis
后鼻孔闭锁	choanal atresia
呼吸道异物	foreign body in respiratory tract
会厌软骨	epiglottic cartilage
口咽癌	oropharyngeal carcinoma, oropharyngeal cancer

眶尖综合征	orbital apex syndrome
面瘫	facial paralysis
前庭水管	vestibular aqueduct
声带息肉	polyp of vocal cord, vocal cord polyp
声门上癌	supraglottic carcinoma
声门癌	glottic carcinoma
电反应测听	electric response audiometry
耳声发射	otoacoustic emission
听神经瘤	acoustic neuroma
吞咽困难	dysphagia
外耳道闭锁	atresia of external acoustic meatus
蜗神经	cochlear nerve
显微喉镜	microlaryngoscope
咽鼓管	pharyngotympanic tube, Eustachian tube

12. 肿瘤学常用的医学词汇

腺癌	adenocarcinoma
腺瘤	adenoma
恶病质	cachexia
癌	carcinoma
腺鳞癌	adenosquamous carcinoma
基底细胞癌	basal cell carcinoma
胚胎癌	embryonal carcinoma
表皮样癌	epidermoid carcinoma
鳞状细胞癌	squamous cell carcinoma
软骨母细胞瘤	chondroblastoma
软骨瘤	chondroma
软骨肉瘤	chondrosarcoma
绒毛膜癌	choriocarcinoma
胚胎肉瘤	embryonal sarcoma
内皮细胞瘤	endothelioma
纤维瘤	fibroma

纤维肌瘤	fibromyoma
纤维肉瘤	fibrosarcoma
血管内皮瘤	hemangioendothelioma
血管瘤	hemangioma
血管肉瘤	angiosarcoma
子宫平滑肌瘤	leiomyoma
脂肪瘤	lipoma
脂肪肉瘤	liposarcoma
淋巴管瘤	lymphangioma
淋巴瘤	lymphoma
黑色素瘤	melanoma
脑脊膜瘤	meningioma
骨髓瘤	myeloma
黏液肉瘤	myxosarcoma
肾胚细胞瘤	nephroblastoma
神经母细胞瘤	neuroblastoma
神经纤维瘤	neurofibroma
神经纤维肉瘤	neurofibrosarcoma
神经性肉瘤	neurogenic sarcoma
神经胶质瘤	neuroglioma
少突胶质细胞瘤	oligodendroglioma
骨性肉瘤	osteogenic sarcoma
骨瘤	osteoma
骨肉瘤	osteosarcoma
网状细胞肉瘤	reticulum cell sarcoma
横纹肌肉瘤	rhabdomyosarcoma
胶质母细胞瘤	spongioblastoma, glioblastoma
临床分期	clinical staging
畸胎瘤	teratoma
良性肿瘤	benign tumor
恶性肿瘤	malignant tumor
活组织检验	biopsy
免疫疗法	immunotherapy

13. 运动医学常用的医学词汇

跟腱炎	Achille stendonitis
踝部扭伤	ankle sprain
踝部骨折	ankle fracture
脊椎炎	spondylitis
无菌的骨疽	aseptic necrosis
骨肿瘤	bone tumor
腕管综合征	carpal tunnel syndrome
脱臼	dislocation
掌挛缩病	dupuytren contracture
高尔夫球肘	golfer's elbow
网球肘	tennis elbow
纤维组织肌痛	fibromyalgia
锤状趾	hammer toe
足底筋膜炎	plantar fasciitis
脚溃疡	foot ulcer
锁骨骨折	clavicular fracture
凝肩	frozen shoulder
腱鞘囊肿	thecal cyst, ganglion
腱鞘滑膜炎	tenosynoritis
脚跟骨刺	heel spur
髋关节炎	hip arthritis
髋部骨折	hip fracture
感染性关节炎	infectious arthritis
膝关节炎	knee arthritis
韧带撕裂	torn ligament, ligament tear
半月板软骨撕裂	torn meniscus cartilage
脊柱后弯	kyphosis
小腿抽筋	leg cramps
腰椎盆脱出	lumbar herniated disc
锤状指	mallet finger
肌肉萎缩症	muscular dystrophy

骨关节炎	osteoarthritis
骨髓炎	osteomyelitis
骨质疏松	osteoporosis
柏哲德氏病	Paget disease
坐骨神经痛	sciatica
脊柱侧凸	scoliosis
肩脱位	shoulder dislocation
脊柱狭窄	spinal stenosis
腿/踝/脚肿胀	swollen legs/ ankles/ feet
弹机状指	trigger finger
半脱位	subluxation
夹板	splint
腱鞘炎	tenosynovitis
脊椎关节强硬	spondylosis
关节病	arthropathy
神经根病	radiculopathy
骨赘	osteophyte
脊髓软化	myelomalacia
牵引	traction
骨膜	periosteum

14. 麻醉学常用的医学词汇

针刺麻醉	acupuncture anesthesia
针麻仪	acupuncture anesthesia apparatus
雾化疗法	aerosol therapy, nebulization therapy
雾化给药	aerosolization
止痛药	painkiller
镇痛作用	analgesic action
麻醉医师	anesthesiologist
催眠	hypnosis
麻醉	anesthesia

冷冻麻醉	cryoanesthesia
麻醉记录	anesthesia chart/record
麻醉机	anesthesia machine/apparatus
麻醉器械包	anesthesia set
麻醉学	anesthesiology
麻醉作用	anesthetic action
麻醉药	anesthetic agent
麻醉装置漏气	anesthetic equipment leakage
麻醉药污染	anesthetic pollution
麻醉效能	anesthetic potency
麻醉药毒性	anesthetic toxicity
止恶心药	antinauseant
解痉药	antispasmodic
复合麻醉	combined anesthesia
麻醉深度	depth of anesthesia
药物相互作用	drug interaction
抗药性	drug resistance
耐药性	drug tolerance
全身麻醉	general anesthesia
麻醉深度不足	inadequate anesthesia
诱导麻醉	induced anesthesia
静脉全身麻醉	intravenous anesthesia
局部麻醉	local anesthesia
产科麻醉	obstetric anesthesia
单肺麻醉	one-lung anesthesia
镇痛起效	onset of analgesia
门诊患者麻醉	outpatient anesthesia

参考文献

［1］马媛.大学英语模块化教学模式构建研究［M］.西安：西安交通大学出版社，2017.

［2］何凤昇.课程模块构建与模块组合［J］.职教论坛，2009，（S1）：155－156.

［3］华林，郑荃，赵局建.论模块教学理论在高校本科素质教育中的实践［J］.兰台世界，2014，（11）：1，4.

［4］严明.大学专门用途英语（ESP）教学理论与实践研究［M］.哈尔滨：黑龙江大学出版社，2008.

［5］HUTCHINSON，T. WATERS，A. English for Specific Purposes：a Learning-centered approach［M］.Cambridge：Cambridge University Press，1987.

［6］陈冰冰.大学英语需求分析模型的理论构建［J］.外语学刊，2010，（02）：120－123.

［7］单岩，崔瑶.基于需求分析的大学英语学习策略研究［M］.北京：中国水利水电出版社，2015.

［8］束定芳.外语教学改革：问题与对策［M］.上海：上海外语教育出版社，2004.

［9］JORDAN R R. English for Academic Purposes：A Guide and Resource Book for Teachers［M］.Cambridge：Cambridge University Press，1997.

［10］文秋芳.输出驱动假设在大学英语教学中的应用：思考与建议［J］.外语界，2013，（06）：14－22.

［11］LU P Y，CORBETT J. English in Medical Education［M］.北京：清华大学出版社，2016.

［12］程世禄，张国扬.ESP 教学的理论和实践［M］.南宁：广西教育出版社，1996.

［13］中国人民共和国教育部.国家中长期教育改革和发展规划纲要（2010—2020 年）［EB/OL］.［2023－07－15］.http：//www. moe. gov. cn/srcsite/A01/s7048/201007/t20100729_ 171904. html.

［14］中国人民共和国教育部.关于加快建设高水平本科教育全面提高人才培养能力的意见［EB/OL］.［2023－07－15］.http：//www. moe. gov. cn/

srcsite/A08/s7056/201810/t20181017_ 351887. html.

[15] 中国人民共和国教育部. 关于加快新时代研究生教育改革发展的意见 [EB/OL]. [2023 - 07 - 15]. http：//www. moe. gov. cn/srcsite/A22/ s7065/202009/t20200921_ 489271. html.

[16] 中华人民共和国中央人民政府. "健康中国 2030"规划纲要[EB/OL]. [2023 - 07 - 15]. http：//www. gov. cn/zhengce/2016 - 10/25/content _ 5124174. htm.

[17] 中国人民共和国教育部. 关于加强医教协同实施卓越医生教育培养计划 2.0 的意见[EB/OL]. [2023 - 07 - 15]. http：//www. moe. gov. cn/srcsite/ A08/moe_ 740/s7952/ 201810/t20181017_ 351901. html.

[18] 中国人民共和国教育部. 关于加快医学教育创新发展的指导意见[EB/ OL]. [2023 - 07 - 15]. http：//www. moe. gov. cn/jyb_ xxgk/moe_ 1777/ moe_ 1778/202009/t20200923_ 490164. html.

[19]《大学英语教学大纲》修订工作组. 大学英语教学大纲(增订本)(高等学校理工科本科用)[M]. 北京：高等教育出版社, 1988.

[20] 大学文理科英语教学大纲修订组. 大学英语教学大纲(高等学校文理科本科用)[M]. 上海：上海外语教育出版社, 1986.

[21]《大学英语教学大纲》修订工作组. 大学英语教学大纲(修订本)(高等学校本科用)[M]. 北京：高等教育出版社, 上海：上海外语教育出版社, 1999.

[22] 教育部高等教育司. 大学英语课程教学要求[M]. 上海：上海外语教育出版社, 2007.

[23] 教育部高等学校大学外语教学指导委员会. 大学英语教学指南(2020 版) [M]. 北京：高等教育出版社, 2020.

[24] 基础阶段英语教学大钢制订组编. 高等学校英语专业基础阶段英语教学大纲[M]. 上海：上海外语教育出版社, 1989.

[25] 高等学校英语专业英语教学大纲工作小组编. 高等学校英语专业高年级英语教学大纲(试行本)[M]. 北京：外语教学与研究出版社, 1990.

[26] 高等学校外语专业教学指导委员会英语组. 高等学校英语专业英语教学大纲[M]. 北京：外语教学与研究出版社, 上海：上海外语教育出版社, 2000.

[27] 英语专业教学指导分委员会编著. 普通高等学校本科外国语言文学类专业教学指南(上)——英语专业教学指南[M]. 北京：外语教学与研究出版社, 2020.

[28] 普通高等专科英语课程教学基本要求[M]. 北京：高等教育出版社，1994.

[29] 国家教育委员会成人教育司. 全国成人高等教育英语课程教学基本要求（非英语专业专科用）[M]. 北京：高等教育出版社，1998.

[30] 教育部高等教育司. 高职高专教育英语课程教学基本要求（试行）[M]. 北京：高等教育出版社，2000.

[31] 中华人民共和国教育部制定. 高等职业教育专科英语课程标准（2021年版）[M]. 北京：高等教育出版社，2021.

[32] 陈萍. 中国大学英语教育政策沿革与大学英语教育发展脉络研究[J]. 理论研究，2015，（18）：121 – 123.

[33] 曾艳钰.《英语专业本科教学指南》解读[J]. 外语界，2019，195（06）：2 – 8.

[34] 常红梅，刘黛琳. 高等职业教育专科英语课程标准的历史沿革与新版课程标准的实施建议[J]. 外语界，2022，212（05）：29 – 31.

[35] 程世禄，张国扬. ESP 教学的理论和实践[J]. 外语教学与研究，1995，104（04）：51 – 53.

[36] 梁俭. 国外特定用途英语（ESP）的发展与现状[J]. 外语学刊，1990，51（04）：7 – 10，54.

[37] 王恒. 国内专门用途英语教学研究综述[J]. 浙江传媒学院学报，2008，（04）：41 – 43.

[38] 黄愉. 国内外高校 ESP 课程设置与教学现状研究[J]. 盐城师范学院学报（人文社会科学版），2012，32（05）：111 – 114.

[39] 刘丽宁. 专门用途英语分类评析、分支的领域演变及分类探讨[J]. 中国ESP 研究，2021，（24）：41 – 45.

[40] 上海高校大学英语教学指导委员会. 上海市大学英语教学参考框架[M]. 北京：高等教育出版社，2013.

[41] 张菅. 基于生态视角下的 ESP 课堂教学刍议[M]. 北京：中国纺织出版社，2019.

[42] 李箭. 共和国大学英语教学研究（1949—2007）[D]. 上海：华东师范大学，2008.

[43] 岑建军. 大学英语教学改革应着眼于未来[J]. 外语界，1998，（04）：12 – 17.

[44] 王守仁. 高校大学外语教育发展报告（1978—2008）[M]. 上海：上海外语教育出版社，2008.

[45] 蔡基刚. 从统一性和规范性到个性化和多元化——大学英语教学发展

30年回顾与展望[J]．中国大学教学，2009，（03）：82－85．

[46] 陈红．中国大学英语教学发展研究[J]．外语与外语教学，2008，（10）：40－43．

[47] 卫芳菊．近30年来大学英语教学改革发展历程及面临的挑战[J]．国家教育行政学院学报，2009，（09）：38－41．

[48] 肖雁，李民．新中国成立以来我国大学英语教育的演变与发展：阶段、特征及当下面临的主要问题[J]．外语教学，2022，43(01)：69－74．

[49] 边立志．新中国外语专业教育发展综述[J]．辽宁工程技术大学学报（社会科学版），2011，13(04)：435－437．

[50] 胡方慧，朱荔芳．国内医学英语教学研究趋势及热点的知识图谱分析（2000－2017）[J]．中国医学教育技术，2019，33(02)：151－155．

[51] 付克．中国外语教育史[M]．上海：上海外语教育出版社，1986．

[52] 赵鹏，张辉．新中国大学英语教育发展历程、政策变迁及相关研究综述[J]．校园英语，2018，（45）：43－44．

[53] MAHER J. English for medical purposes[J]. Language Teaching, 1986, 19(02): 112－145.

[54] 赵贵旺．我国高等医学院校英语教学体系的构建[D]．上海：上海外国语大学，2013．

[55] 曾肯干．《高等学校英语专业基础阶段英语教学大纲》的基本精神[J]．外语界，1987，24(01)：4－8．

[56] 张虹．医学英语专业人才培养现状及对策探究[D]．重庆：重庆医科大学，2015．

[57] 刘润清．关于英语教学大纲改革——从分离式教学大纲到统一的课程标准[J]．外语教学与研究，2002，（06）：403－404．

[58] 王守仁．《大学英语教学指南》要点解读[J]．外语界，2016，（03）：2－10．

[59] 何莲珍．新时代大学英语教学的新要求——《大学英语教学指南》修订依据与要点[J]．外语界，2020，（04）：13－18．

[60] 陈冰冰．大学英语需求分析模型的理论构建[J]．外语学刊，2010，（02）：120－123．

[61] 邹漫云，孙秋丹，郭莉萍，等．临床医学专业学生专业英语学习需求的调查与分析[J]．中华医学教育杂志，2012，32(05)：719－720．

[62] 曲景秀．某医学院专业英语课程需求状况调查[J]．医学与社会，2009，22(12)：72－73．

[63] 张燕，昊新炜，张顺兴．我国高等医学院校医学英语教学现状调查与分

析[J]. 中国高等医学教育, 2006, (08): 29-30.

[64] 马雁. ESP 理论视角下的医学英语课程设置及其教学探索——基于医学英语教学的个案分析[J]. 外语电化教学, 2009, (01): 60-63.

[65] 杨洋. 学生对医学英语课的需求分析[J]. 中国教育学刊, 2012, (S2): 287-288.

[66] 曲景秀. 医学英语教学的需求分析与改革探讨[J]. 中国医学教育技术, 2010, 24(03): 299-300.

[67] 严蕙蕙, 林正铧. 新教改后五年制医学英语需求分析和教学思考[J]. 中国继续医学教育, 2022, 14(23): 24-30.

[68] 余金, 张继波, 范静怡. 医学研究生专业英语学习需求分析与教学改革启示[J]. 教育教学论坛, 2020, (15): 4-10.

[69] 吴修玲, 李洁. 医学专业硕士研究生英语学习需求分析与启示——以赣南医学院为例[J]. 赣南医学院学报, 2016, 36(05): 778-781.

[70] 江慧. 基于 ESP 需求分析的医学英语教学研究[J]. 滁州学院学报, 2015, 17(03): 123-125, 132.

[71] 张女丹, 王晶. 日本东京医科大学 EMP 教学对我国医学院校英语教学的启示[J]. 教育探索, 2012, (04): 158-159.

[72] 程井军, 闫庆军, 吴其恺. 中日医学英语教育的比较及中国医学英语教育改革的思路[J]. 中国高等医学教育, 2010, (07): 133-135.

[73] 王伟. 医学英语: 现状与未来——基于 CNKI 论文的思考[J]. 医学争鸣, 2017, 8(04): 14-17, 21.

[74] 崔校平, 史成周, 徐延宝. 山东大学大学英语 EGP + ESP 课程建设与实践[J]. 中国大学教学, 2013, (12): 60-61.

[75] 张女丹, 刘宓. 浅谈医学院校英语教学改革[J]. 教育探索, 2011, (11): 44-45.

[76] 宋萍, 蔡郁. 探析医学院校 ESP 教学进程中大学英语教师的重新定位与专业发展[J]. 安徽医学, 2012, (08): 1075-1076.

[77] 姜莉, 王茹. 专门用途英语教师的角色定位和专业发展—以医学院校为例[J]. 中国成人教育, 2013, (16): 122-123.

[78] 王长友. 医学英语教师的专业发展—以英语专业出身的教师为例[J]. 黑龙江教育(高教研究与评估), 2018, (05): 47-48.

[79] 中华人民共和国教育部. 2020 年全国高等学校名单[EB/OL]. [2022-11-08]. http://www.moe.gov.cn/jyb_xxgk/s5743/s5744/A03/202007/t20200709_470937.html.

［80］王连柱．最近 14 年（2000—2013）国内医学英语教材编辑、出版的现状分析［J］．海外英语，2016，（12）：68－70．

［81］笪立．高校专门用途英语（ESP）教材编写的"四观"［J］．出版广角，2015，（13）：92－93．

［82］黄国维，卢凤香．我国医学英语教学研究十年回顾与展望［J］．中华医学教育探索杂志，2021，20（03）：249－250．

［83］于泽元，邱德峰．教师共同体的泛化与反思［J］．教师教育学报，2016，3（06）：24－31．

［84］程晓堂．英语教材分析与设计［M］．北京：外语教学与研究出版社，2002．

［85］朱晓军．医学专业英语教材建设的问题与对策［J］．医学教育，2005，25（05）：42－44．

［86］吴迪，王少鹏．教材使用与医学英语教材建设［J］．沈阳工程学院学报（社会科学版）．2010，6（02）：255－258．

［87］龙小芳．基于需求分析对医学英语教材编写的研究［J］．现代交际，2011，（05）：45－46．

［88］束定芳，庄智象．现代外语教学——理论、实践与方法［M］．上海：上海外语教育出版社，1996．

［89］文秋芳．编写英语专业教材的重要原则［J］．外语界，2002，（01）：17－21．

［90］夏纪梅．现代外语课程设计理论与实践［M］．上海：上海外语教育出版社，2003．

［91］莫再树．专业英语教材建设：问题与对策［J］．外语界，2003，（04）：66－71．

［92］蔡基刚，唐敏．新一代大学英语教材的编写原则［J］．中国大学教学，2008，（04）：85－90．

［93］王艳．对我国 ESP 教材编写原则的探讨［J］．中国外语，2011，8（02）：75－81．

［94］BACHMAN L F. What does language testing have to offer［J］. Tesolq，1991，25（04）：671－704．

［95］罗选民，熊俊钧，罗立胜，等．大学英语专业阅读阶段教材教法研究［J］．外语界，2001，（02）：36－42．

［96］杨廷君，李跃平，余玲丽．论大学英语校本教材开发［J］．西南民族大学学报（人文社科版），2009，30（11）：290－294．

［97］庄智象，黄卫．试论大学英语教材立体化建设的理论与实践［J］．外语

界，2003，（06）：8-14.

[98] 吴静怡，奚立峰，杜朋林.本硕博课程贯通与交叉人才培养[J].高等工程教育研究，2015，（03）：94-101，107.

[99] 钟世云.本硕博一体化培养的课程设置分析——以麻省理工学院材料科学与工程系为例[J].中国大学教学，2018，（06）：90-96.

[100] 中华人民共和国教育部.全国高校思想政治工作会议[EB/OL].[2023-05-08].http：//www.moe.gov.cn/jyb_xwfb/s6052/moe_838/201612/t20161208_291306.html.

[101] 中华人民共和国中央人民政府.关于加强和改进新形势下高校思想政治工作的意见[EB/OL].[2023-05-08].https：//www.gov.cn/xinwen/2017-02/27/content_5182502.htm.

[102] 中华人民共和国教育部.高校思想政治工作质量提升工程实施纲要[EB/OL].[2023-05-08].http：//www.moe.gov.cn/jyb_xwfb/xw_fbh/moe_2069/xwfbh_2017n/xwfb_20171206/mtbd/201712/t20171207_320828.html.

[103] 中华人民共和国中央人民政府.高等学校课程思政建设指导纲要[EB/OL].[2023-05-08].https：//www.gov.cn/zhengce/zhengceku/2020-06/06/content_5517606.htm.

[104] 胡方慧，朱敏.大学英语向ESP转型期医学生人文素质培养研究——兼谈医学人文英语课程建设[J].医学教育研究与实践，2018，26(04)：671-673.

[105] 张艳.以医学人文内容为依托的医学院校大学英语课程体系的构建[J].中国医学伦理学，2019，32(08)：1086-1090.

[106] 马连娣.本科护理教育社会人文课程设置现状的调查与分析[D].北京：中国协和医科大学.2007.

[107] 任玲玲.大学英语与医学英语教学衔接现状及改进措施[J].吉林医药学院学报，2022，43(03)：232-233.

[108] 祖乐.本科医学院校公共英语与专业英语衔接现状与对策研究[J].锦州医科大学学报(社会科学版)，2020，18(01)：110-112.

[109] 余富林.医学英语缩略语的特点[J].中国科技翻译，2001，14(02)：48-52.

[110] 李定钧.医学英语词汇学[M].上海：复旦大学出版社，2006.

[111] 卢凤香，杨波，闵楠.有声医学英语词汇库的建立及其在医学英语词汇教学中的应用[J].中华医学教育探索杂志，2011，10(12)：1511-1533.

[112] 王亚娜. 生物医学英语论文的语言特征及写作技巧[J]. 中山大学学报（医学科学版），2009，30（06）：799 – 801.

[113] 郭世凤. Nature杂志论文语言特征的量化分析[J]. 中国科技期刊研究，2008，19（01）：73 – 75.

[114] 王翠莲，康勇，王琪，等. 协商式医学英语课堂教学研究[J]. 外语电化教学，2021，201（05）：107 – 111，16.

[115] 刘德汞. 协商教学模式构建初探[J]. 教育探索，2002，134（08）：28 – 29.

[116] 祝子逸，罗蓝. 我国高等医学院校医学英语课程教学情况的问卷调查与分析[J]. 中国高等医学教育，2022，（07）：60 – 61.

[117] 刘金声，单亦祯. 语言测试综述[J]. 河北理工大学学报（社会科学版），2008，（01）：162 – 165.

[118] 贾若君，轩海华. 澳大利亚职业英语考试现状、特点及启示[J]. 护理研究，2009，23（20）：1865 – 1866.

[119] 郜进，张轶，赵小妹. 论医学英语考试的后效作用[J]. 湖北科技学院学报，2013，33（11）：59 – 60.

[120] 吴会芹. 用现代化手段辅助语言测试[J]. 外语电化教学，2006，（03）：49 – 53.

[121] 韩宝成. 语言测试：理论、实践与发展[J]. 外语教学与研究，2000，（01）：47 – 52.

[122] 金艳，杨惠中. 走中国特色的语言测试道路：大学英语四、六级考试三十年的启示[J]. 外语界，2018，（02）：29 – 39.

[123] HUGHES, A. Testing for Language Teachers[M]. Cambridge：Cambridge University Press, 1989.